\ 愛酒醫師教你越喝越健康！ /

喝酒的科學

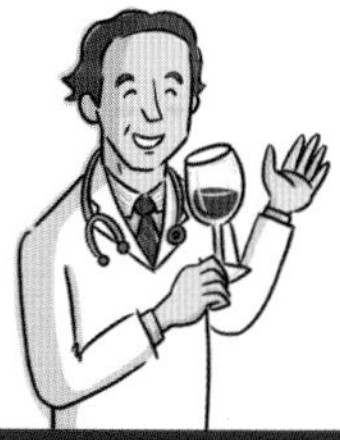

秋津醫院院長 **秋津壽男** 監修

三悅文化

前言 ~酒與我~

我與酒的邂逅，是在大學時期。
進入醫學院之前，我一直在大學的發酵工程系，
研究釀酒這件事。
是現在所謂的「生物技術」先驅。

酒是發酵後釀造而成的，而這些過程全都是微生物在操控進行。
微生物的工作，如果會對人類發揮有效作用，就稱為「發酵」，
沒有帶來幫助的話，就稱為「腐壞」。
這一線之隔十分有趣，我對此很有興趣。

就讀發酵工程系時，我也曾在課堂中釀過酒、
去釀酒廠練習試飲。
酒是研究對象，也是我的愛好對象。

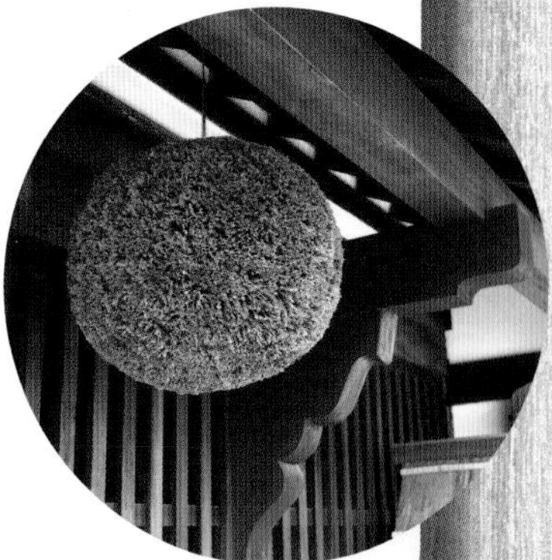

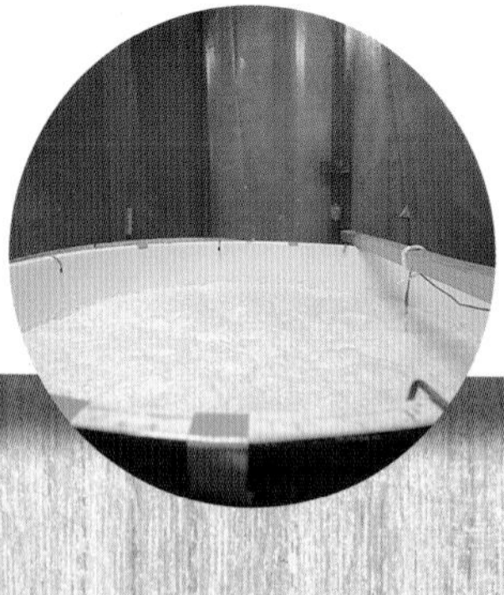

同學當中，也有人是釀酒廠兒子，那是一段非常快樂的學生生活。

之後我成為醫師，雖然已經過了幾十年，但我喜歡喝酒這件事依然沒有改變。

當然，我的飲酒方法改變了。
年輕時期，我也曾經沒命地喝酒，
但現在再怎麼說，也不會這樣做了。
然而，1瓶左右的葡萄酒，我還是一晚就會喝光。
這已經超過一般適當分量了吧。

我要向大家介紹的，就是這麼愛酒的醫師，
才會知道的「有益健康的飲酒方法」。
我也在書中安排了會讓大家忍不住點頭覺得「是喔！」的酒類知識。
請大家務必抱持輕鬆心情來閱讀。

秋津醫院院長　秋津壽男

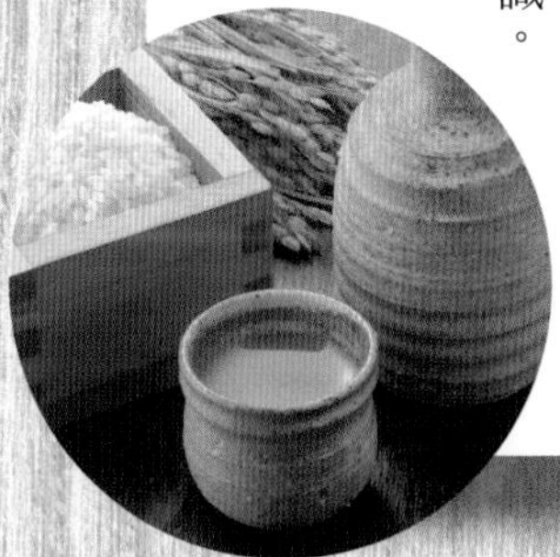

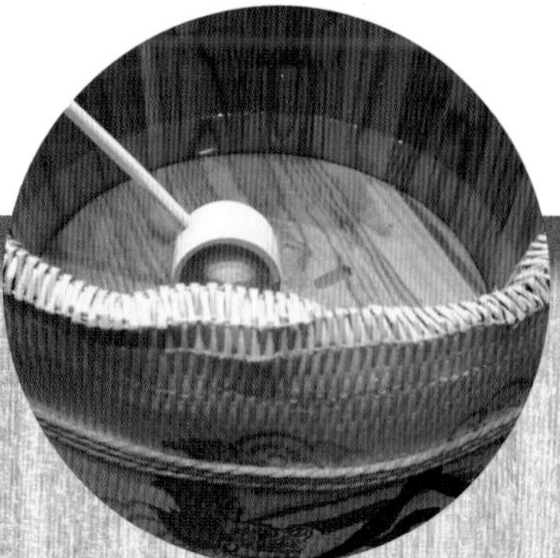

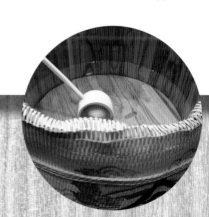

日本人！超級愛喝酒！

日本人超級愛喝酒。
在國外，沒有露天喝酒的文化，
所以外國人一看到日本人賞花時的酒宴，
據說都會嚇一跳。

然而，日本人在這個世界上，也是酒量很差的種族。

舉例來說，
歐洲人從白天就開始喝3杯雞尾酒，
會飲用餐前酒，進餐時也會喝酒，
而且還會飲用餐後酒。
但是歐洲人不會喝醉。

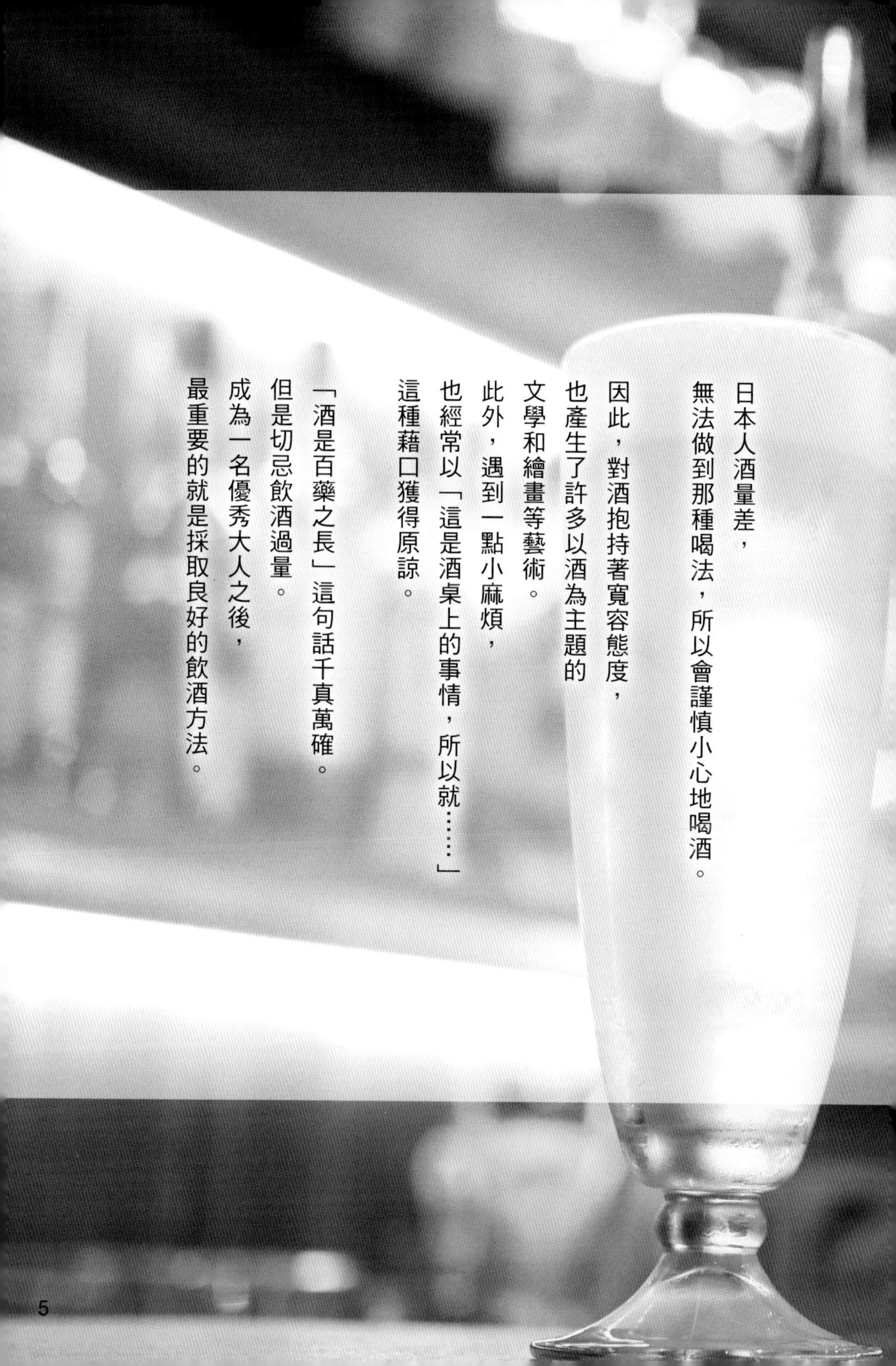

日本人酒量差，
無法做到那種喝法，所以會謹慎小心地喝酒。

因此，對酒抱持著寬容態度，
也產生了許多以酒為主題的
文學和繪畫等藝術。
此外，遇到一點小麻煩，
也經常以「這是酒桌上的事情，所以就……」
這種藉口獲得原諒。

「酒是百藥之長」這句話千真萬確。
但是切忌飲酒過量。
成為一名優秀大人之後，
最重要的就是採取良好的飲酒方法。

喝了會成為「良藥」的酒與喝了會成為「毒藥」的酒

「喝了會成為良藥的酒」，是什麼樣的酒？
第一，就是剛剛好的分量。
換句話說，就是不要飲酒過量。
和酒的種類沒有關係。
獲得喝酒功效的最佳訣竅，
就是喝到不會酒醉難受和宿醉的程度。

第二，就是「喝得很開心的酒」。
透過喝酒盡興地聊天，大家一起歡笑。
酒所擁有的健康功效和餐點的營養，
對身體和心靈都會發揮作用。
這就是對身體有益的飲酒方法。

「喝了會成為毒藥的酒」，就是喝到酩酊大醉那種程度的酒。

因為會經由酒精殘害身體，所以這是理所當然的事情。
每天大量飲酒的話，就會給肝功能帶來不良影響，
而且如果吃太多油膩的下酒菜，
造成肥胖、糖尿病和血脂異常等疾病的風險就會提高。
一個人孤獨喝下去的酒，也會使酒成為毒藥。
連聊天的對象也沒有，就會光顧著喝酒，
也會漸漸增加飲用的酒量。

此外，「喝得不開心的酒」，也會對身體造成毒害。
一邊聽討人厭的上司發牢騷，一邊喝下去的酒、
工作招待客戶時喝的酒、被人強逼喝下的酒……
每一種都會對健康帶來不良影響。

根據不同的喝法，酒既能成為「良藥」，也能成為「毒藥」，這就是酒。

目次

PART 2

有益健康的飲酒方法

／因為是愛酒醫師，所以才知道！／

PART 3

愛酒之人的好消息！

最新科學證明的酒的健康效果

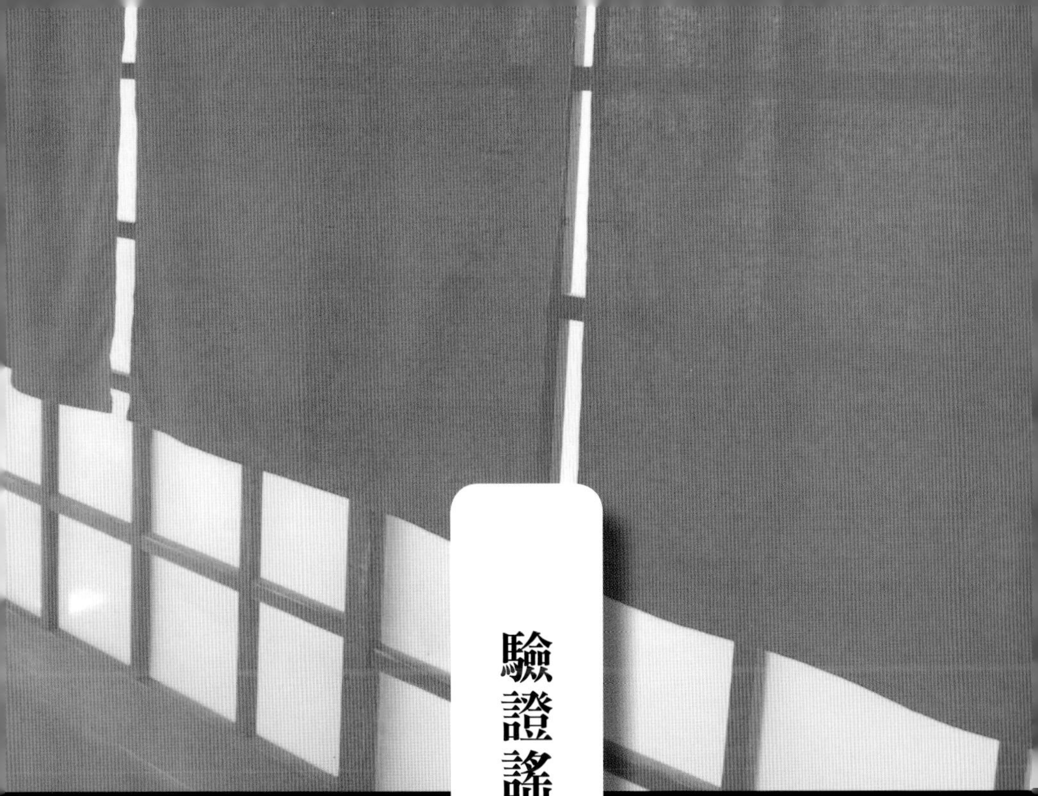

驗證謠言！

PROLOGUE

與酒有關的真真假假

假的

喝啤酒會變胖，但是喝威士忌或燒酎就不會變胖？

※譯註：日本特有的蒸餾酒，含有澱粉的原料都能製成燒酎，並依蒸餾方式分為「甲類燒酎」和「乙類燒酎」。

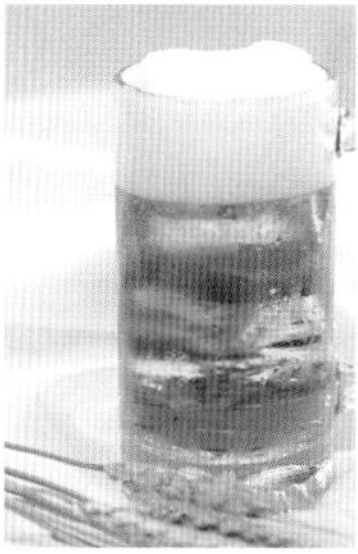

真的

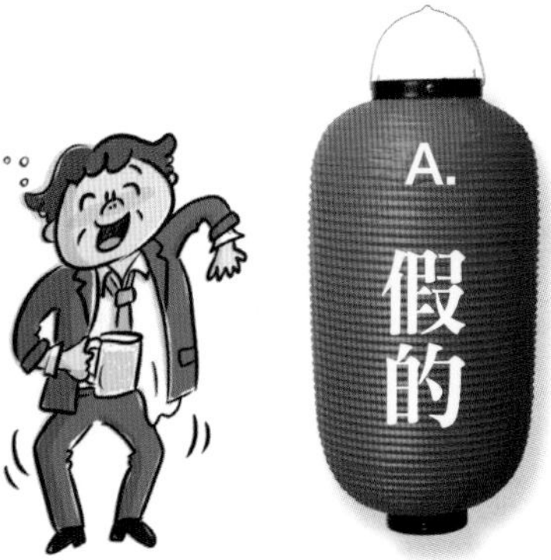

下酒菜才是發胖原因，並非酒的緣故

依據酒種不同所產生的卡路里量之差異並沒有那麼大。以純酒精20g來換算的話，啤酒是216大卡、日本酒是196大卡、紅酒是161大卡、乙類燒酎※是102大卡、威士忌是142大卡。在醣類含量方面，每一種都各不相同（參照P.17）。身體發胖的原因，直截了當地說，那就是「下酒菜」。即使是零醣類的酒，**如果下酒菜吃了許多炸雞或薯條的話，還是會發胖對吧**。在啤酒大國的德國，很多人都有「啤酒肚」，據說就是因為他們搭配的下酒菜，是香腸和德式馬鈴薯的緣故。**基本上沒有容易使人發胖的酒，而是下酒菜的分量和品質導致發胖**。

※譯註：以單式蒸餾器進行一次蒸餾而製成的蒸餾酒，酒精濃度在45度以下。

假的

喝了日本酒之後，到隔天都還會宿醉？

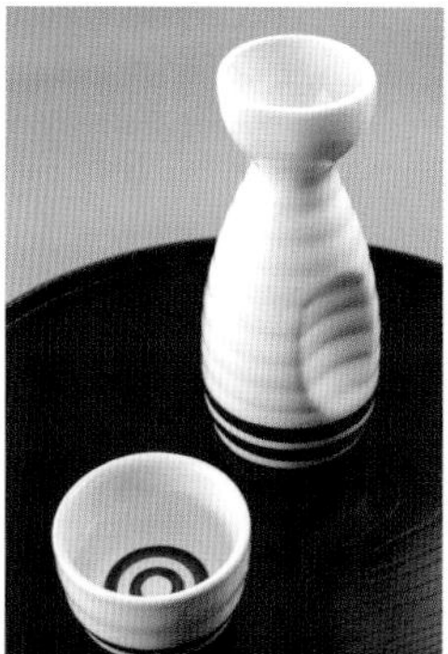

真的

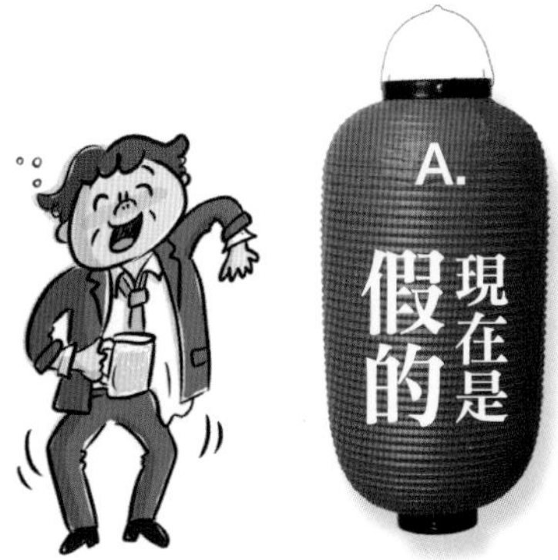

酒的品質提高，喝了會酒醉難受的日本酒已經消失了

第二次世界大戰剛結束時，即使想要喝酒，也沒有作為釀酒原料的米。在以番薯莖為食物的時代，特地將米拿去釀酒是很浪費的事情，所以日本政府表示可以釀造「三增酒（原名為「三倍增釀清酒」）」這種酒類，在法律上允許人民釀造。**所謂的「三增酒」，就是在酒中加入工業用酒精、澱粉糖漿和調味料，將原先的酒增加稀釋成3倍**。換句話說，這是有非常多「酒之外的成分＝雜味」的酒類。老實說，這種酒喝了之後**就會酒醉難受、到隔天都還會宿醉，也是造成口臭的原因**……是品質很差的酒類。隨著時代轉變，也大量生產了釀酒用的米，釀造技術也提高了，所以可以說**現在這種酒已經完全不見蹤影**。

假的

有糖尿病的人，不能喝日本酒？

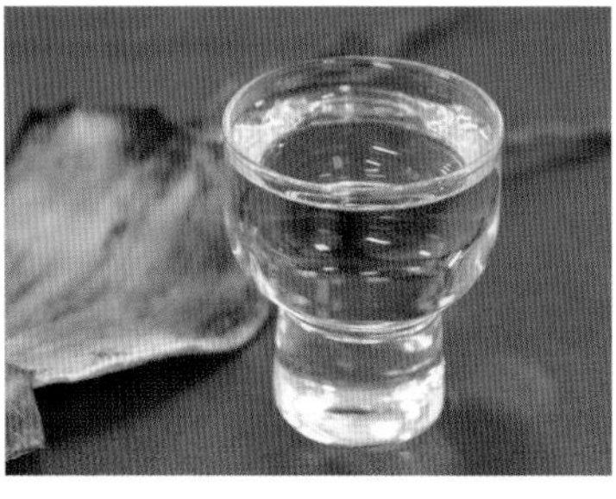

真的

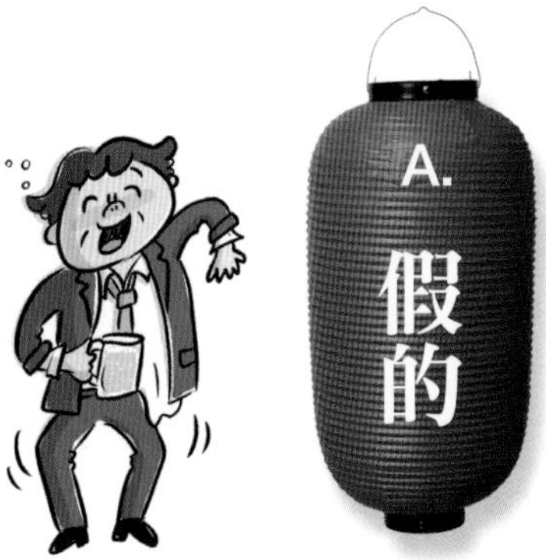

如果一天喝1～1合[※1]半的話，有糖尿病的人也可以喝日本酒

擔心血糖值的人，必須限制醣類的攝取含量。日本酒是由米釀造而成的，所以當然含有醣類。觀察適當飲酒量（P.48）的純酒精20g的醣類含量後，可以知道屬於釀造酒的日本酒（純米酒[※2]）是5．8g、啤酒是16．8g、紅酒是3．2g、白酒是4．4g。另一方面，屬於蒸餾酒的燒酎、威士忌、白蘭地、伏特加則全都是0g。即使是一點點，也想要減少醣類含量的人，可以從日本酒改喝蒸餾酒，但如果一天喝1～1合半的日本酒，那就沒什麼問題。相較於此，希望大家更加注意的是，**喝酒後再吃個拉麵等碳水化合物畫下句點這種情況。最好還是停止這種做法比較好。**

※譯註 1 ：日本的量酒單位大約180 ml。

※譯註 2 ：製造過程只以米、米麴和水來發酵，沒有添加其他釀造酒精。

假的

鍛鍊的話，酒量就會變好？

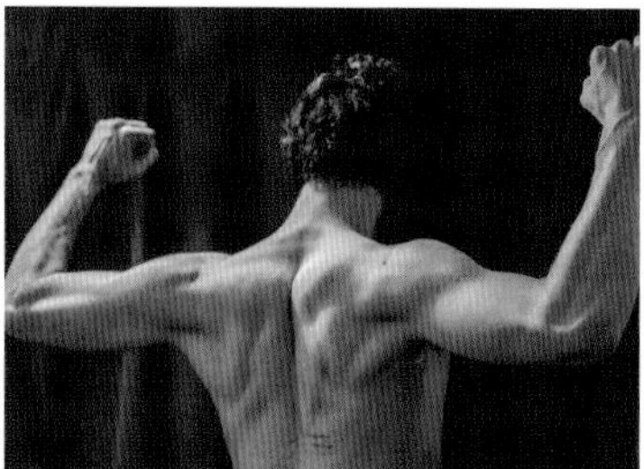

真的

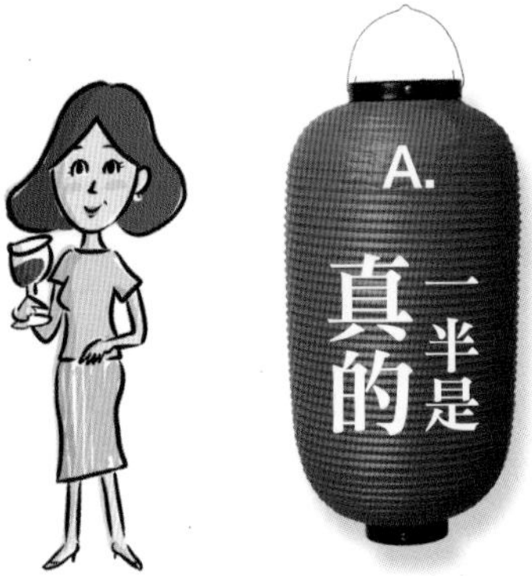

有酒量能變好的體質，以及無法變好的體質

一個人的酒量是好還是差？是根據身體內是否擁有能代謝酒精之酵素的遺傳來決定的。在過往的研究中，確定了3種分類，分別是GG型（酒量很好）、AG型（酒量很差）和AA型（無法喝酒）。

一般認為酒精分解能力高、不會酒醉難受，另一方面又容易罹患酒精依存症的就是GG型。AA型是即使吃點奈良漬※也會臉紅，身體完全無法接受酒精的類型。AG型雖然酒量很差，**但是酒精一進入體內，身體就會努力想要生產出能分解酒精的酵素，所以不久後酒量就會變好。**鍛鍊的話，酒量就會變好，指的就是這種AG型。

※譯註：將白瓜、茄子或小黃瓜等蔬菜洗淨後，以酒粕醃製的食物。

假的

泡三溫暖，酒精就會消散？

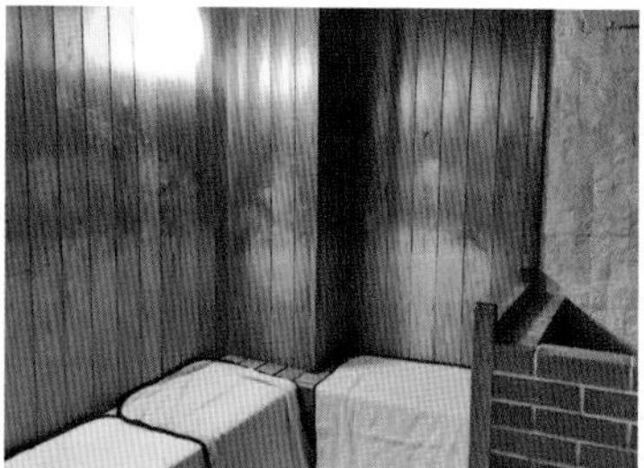

真的

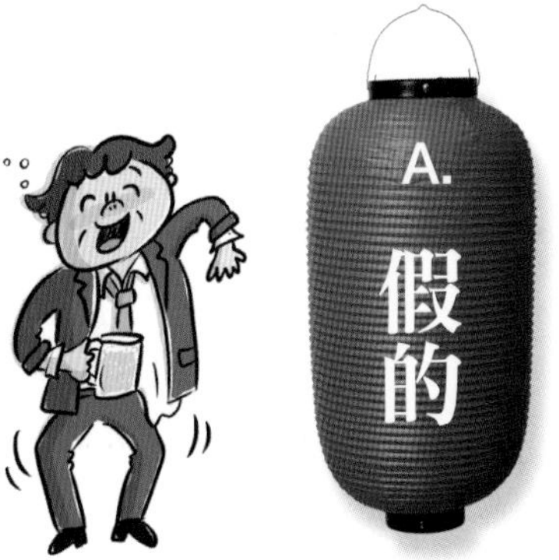

流失的只有水分。有時也會造成生命危險

為了排除體內酒精去泡三溫暖出汗，是非常危險的行為。泡三溫暖流失的，只有出汗的水分而已，酒精是無法消散的。

酒精在分解時需要有水，所以身體會產生脫水作用。此外，分解酒精時也會產生利尿作用。大家都有一喝啤酒就經常跑廁所的經驗對吧？換句話說，**酒精一進入體內，就會變成水分流失、血液變濃，血管容易堵塞**的狀態。在這種時候如果去泡三溫暖，就會使脫水狀態更加惡化，**提高罹患腦梗塞或心肌梗塞的危險性**。喝酒後就暈倒的人，大部分都是因為脫水導致腦梗塞或心肌梗塞。請大家多加注意！

假的

昂貴的酒，就不會使人酒醉難受？

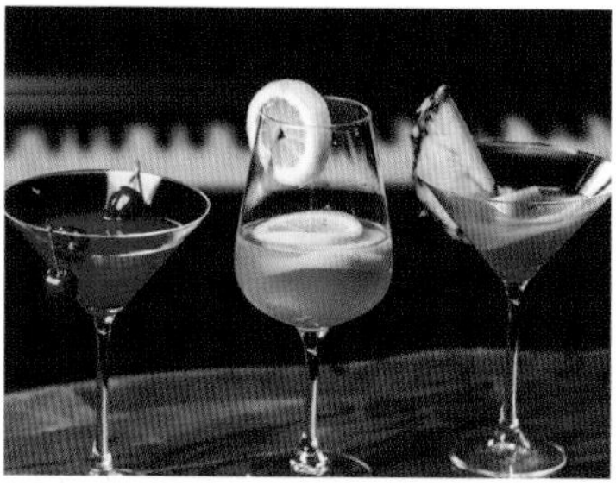

真的

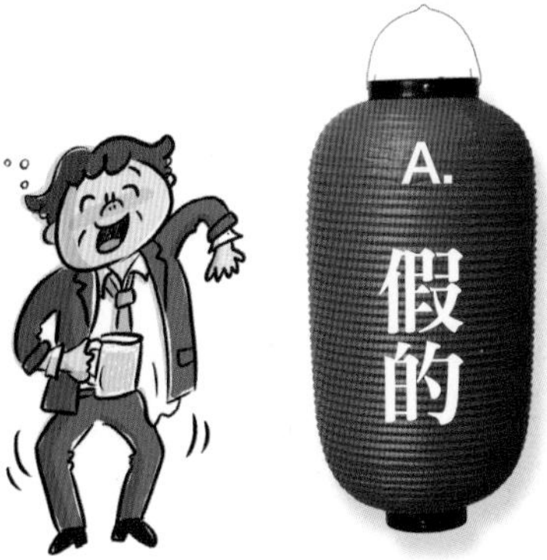

昂貴的酒會很珍惜地飲用，所以不會喝到令人酒醉難受的分量

喝酒後會覺得酒醉難受，是根據酒的品質和分量來決定的。如前所述，最近品質很差的酒，幾乎已經不存在了，所以**實際上是喝太多酒時，會讓人覺得酒醉難受**。

大家會狼吞虎嚥地喝下1瓶3萬日圓的白蘭地嗎？不會這樣喝對吧？但是，若是居酒屋的「喝到飽」套餐，幾乎就會講出：「不喝的話就吃虧了！」這種話，大口大口地喝下去。換句話說，價格昂貴的酒這樣喝太浪費了，會很珍惜地飲用，所以就不會喝到令人酒醉難受的程度。

如果不想喝到酒醉難受，建議大家最好**不要選擇喝到飽，而是1杯1杯地點**。偶爾喝1杯1200日圓的大吟釀，心裡想著：「我正用大人的喝法在喝酒啊！」這樣自我陶醉也很不錯。

假的

喝下解宿醉的酒，就能治好宿醉？

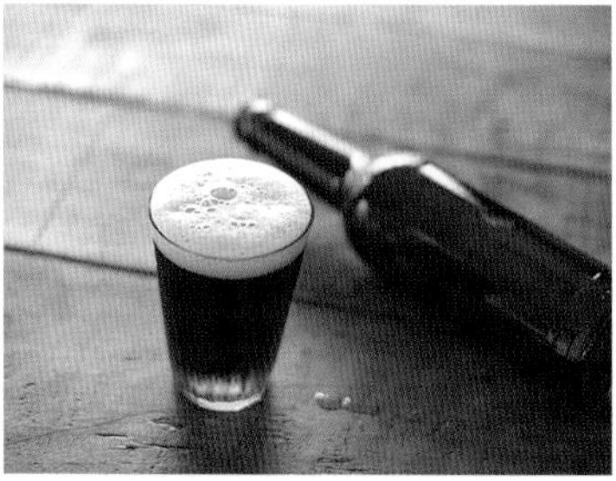

真的

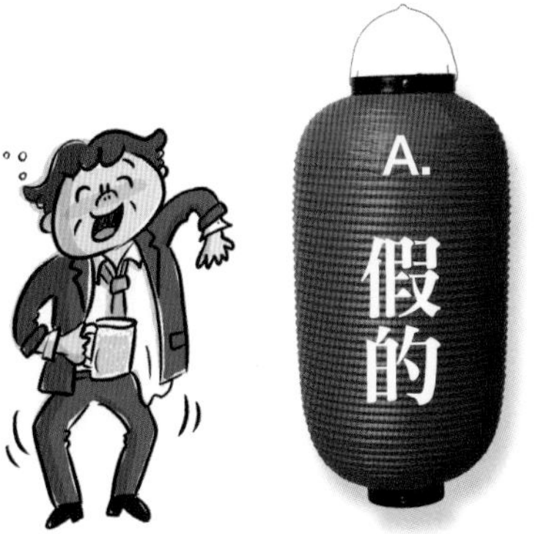

只是因為感覺會麻痺，才會覺得宿醉治好了

喝酒後為了緩和宿醉情況，而喝下「解宿醉的酒」，是從日本江戶時代※就有的風俗習慣。但是，隨著時代推移，研究的進展，已經知道這種「解宿醉的酒」**只不過是以酒讓宿醉引起的頭痛等不適感麻痺的對應療法而已**。從根本上來說，什麼問題也沒有解決，只是讓人「覺得好像治好了」。

造成宿醉的原因，是代謝酒精時產生的「乙醛」這種毒性物質在體內搞破壞的緣故。**喝下「解宿醉的酒」，就會產生更多乙醛，所以宿醉的症狀會更嚴重**。形成「想要抑制宿醉而喝酒」的惡性循環，最後的結果就是罹患酒精依存症……也可能發生上述這種情況。

※譯註：西元1603年～1867年，日本由江戶幕府（德川幕府）統治的時期。

假的

一上了年紀，酒量就會變差？

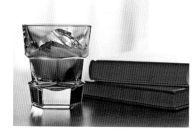

真的

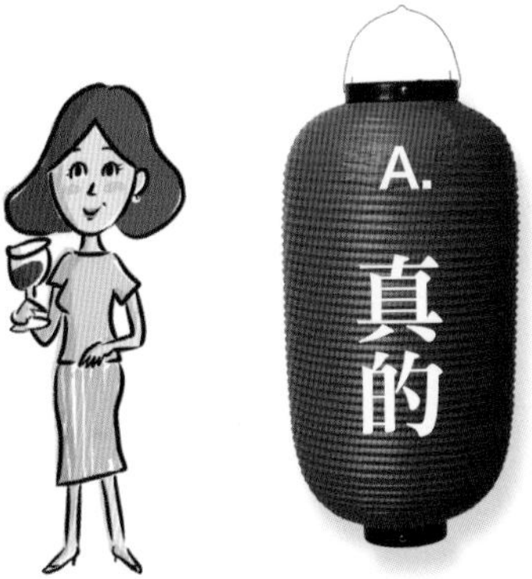

因為年紀增長的緣故，肝臟分解酒精的速度也會變緩慢

製造分解酒精的酵素的器官是肝臟。和皮膚、頭髮的老化不同，內臟的老化是肉眼無法看到的，但是**肝臟也會隨著年紀增長而變小，而且機能會衰退**。所以，即使飲用相同分量的酒，肝臟處理的速度來不及，就會發生「酒醉難受」、「宿醉」、「酒精無法消散」這種情況。

年紀增長後，**就改成適合自己肝臟的飲酒方法吧**。別再狼吞虎嚥地喝下便宜的酒，改成小口小口喝下稍微昂貴一點的酒。從為了喝醉而喝酒的情況，改成為了享受酒的滋味而喝酒。喝酒時覺得「這樣就夠了」，自已要喝多少酒，由自己去決定。我認為這樣才是帥氣的中年、老年愛酒之人。

假的

女性容易罹患酒精依存症？

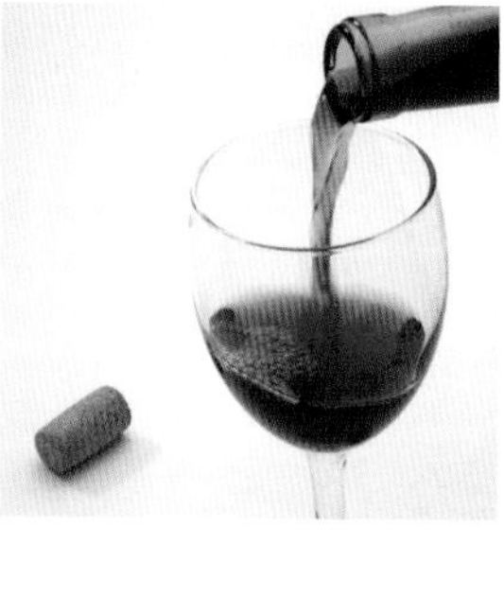

真的

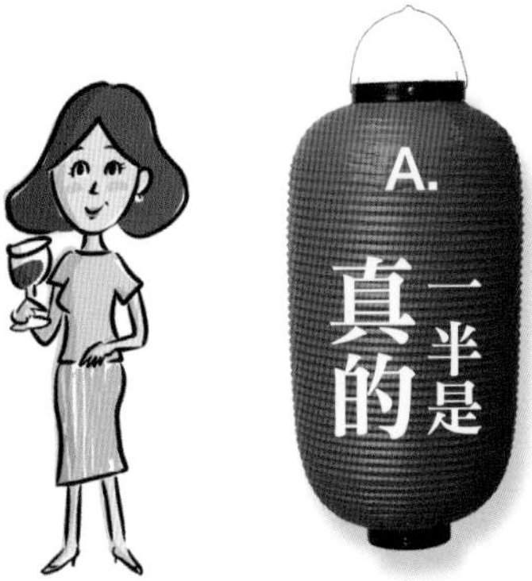

在肝臟處理酒精能力方面，有性別之差是事實

在過去的日本，女性並沒有日常喝酒的習慣。原本沒有喝酒習慣的人，因為飲酒的樂趣而覺醒，就出現了「去外面喝酒很丟臉，所以要在家裡喝」或是「要瞞著丈夫偷偷在廚房喝酒」這種想法，變成廚房酒鬼※，導致事態失控的情況也很多。但是，**現在很多女性從年輕時期開始，就養成高明喝酒的習慣**，所以我認為不用擔心這種事情。

然而，一般而言，**在肝臟處理酒精能力這方面，和男性相比之下，女性的肝臟處理能力較低的確是事實。**這當然會有個別差異，也有一些女性的肝臟處理能力遠勝於男性。最重要的就是，要配合自己的飲酒量去喝酒。

※譯註：kitchen drinker，從「在廚房喝酒的人」之意衍伸出來，指有飲酒習慣的主婦變成酒精依存症患者。

假的

有痛風的人不能喝啤酒，但喝燒酎的話就沒關係？

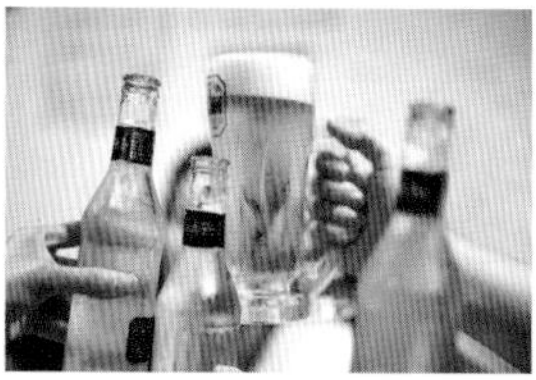

真的

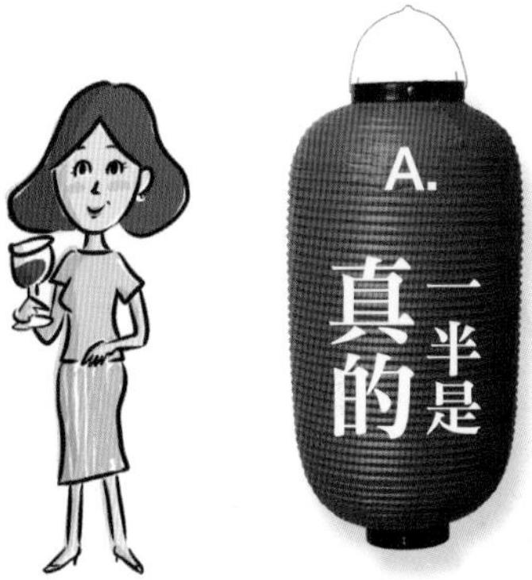

不只是啤酒，酒精本身就是要注意的對象

痛風發作是因為尿酸值變高而引起的。尿酸值變高的原因之一，就是普林的攝取。啤酒的原料「麥芽」含有許多普林，所以啤酒和其他酒類相比之下，普林很豐富。因此，一般認為「有痛風的人喝啤酒是ＮＧ的」。

但是，**關於尿酸值變高的原因，也有人提出「脫水」這個說法**。在「流汗也沒有攝取水分」、「喝酒後就猛上廁所」這種時候，也是容易引起痛風發作的情況。**酒精有利尿作用，代謝時會用到水分，所以容易引起脫水症狀**。換句話說，不只是啤酒，不論哪一種酒類，都是造成痛風發作的原因。

假的

因為酒嗓的緣故，造成聲音沙啞？

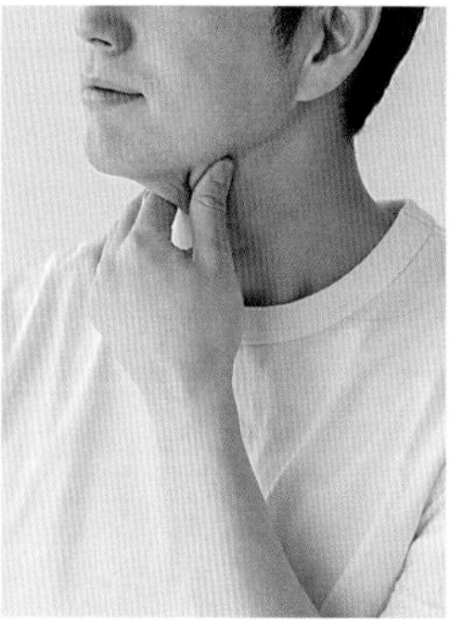

真的

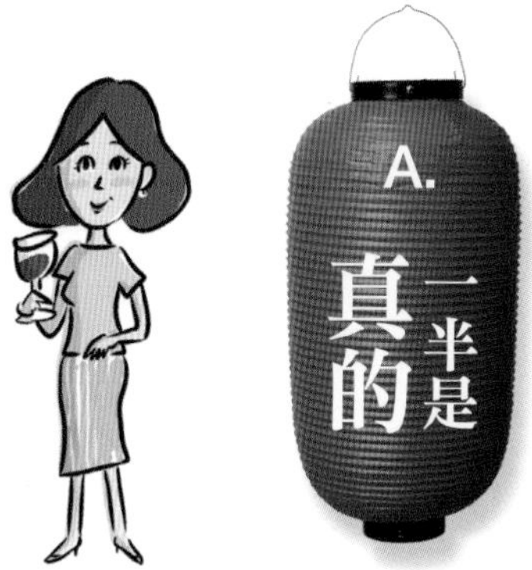

聲音沙啞的原因，大部分是因為說話聲音太大聲

如果不兌水直接飲用Spirits※這種烈酒，喉嚨和聲帶都會受傷。喉嚨黏膜會因會高濃度酒精，產生化學上的「燒傷」。但是，很少有人會不兌水直接飲用烈酒。

因為喝酒使聲音變得很奇怪，是喝醉導致大腦的感覺麻痺，**聽力變不好的緣故**。別人的聲音和自己的聲音都聽不清楚，因此**講話聲音就會變大**。周圍的人也都喝醉，講話很大聲，**所以就想要發出更大的聲音，聲音就會沙啞**。

此外，在卡拉ＯＫ也是如此，沒有發現喉嚨越來越痛，比平常唱了更多歌，聲音就啞掉了。並非喝酒造成的直接作用。

※譯註：酒精度數高的蒸餾酒，例如白蘭地、伏特加等等。

COLUMN

即使沒有飲用酒精
也會酒醉？

流行的酒精口味飲料，就是一般所說的無酒精飲料。市面上有販售啤酒風味或是Chu-Hi※風味等各種類型的無酒精飲料。但是，明明沒有包含酒精，偶爾卻會聽到：「喝了無酒精飲料就醉了。」這種說法，真的是因為喝了無酒精飲料而酒醉嗎？

「酒醉」有兩種情況，分別是因為酒精本身造成的「物理性酒醉」，以及在酒席等場合「因為現場的氣氛而酒醉」。喝了無酒精飲料而酒醉的情況就是後者。雖然飲料沒有包含酒精，只是從飲料的外觀、味道和香氣，以及現場的氣氛，就產生像是喝了酒一樣的心情。和所謂的「安慰效果」是一樣的情況吧。

但是，如果酒精成分未滿1%，就會被視為無酒精飲料，所以也有一些無酒精飲料含有極少量的酒精。酒量非常差的人要特別注意。

※譯註：以燒酎為基底，加上碳酸飲料製成的酒類。

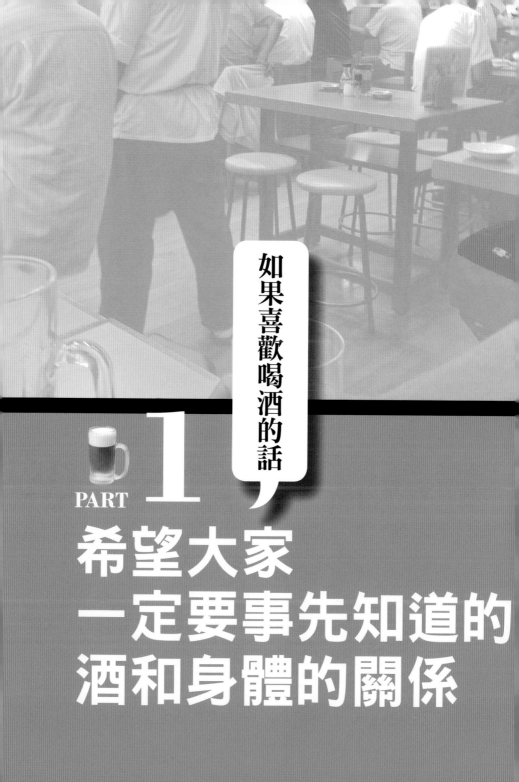

如果喜歡喝酒的話

PART 1

希望大家一定要事先知道的酒和身體的關係

酒醉時，大腦處於輕微「麻痺」的狀態

以醫學說法來說明「酒醉」一詞的話，就是酒裡面的**乙醇，對大腦的神經細胞產生作用，使大腦呈現適度麻痺的狀態**。大腦產生輕微麻痺後，首先會擺脫壓抑（處於「爽快期」）。平常在職場或家庭中忍耐的人，一喝酒就會變得很坦率，能說出想說的事情。換句話說，就是能夠抒解壓力。

同時情緒也會高漲。但是，並非每個人一喝酒就一定會變嗨，受壓抑的人會擺脫壓抑變嗨，相反地，總是勉強做出開朗舉動的人，有時會變得很安靜。

總而言之，就是會說出真心話。對過度忍耐的日本人而言，我認為這**在精神上是非常好的一件事**。喝酒後擺脫壓抑，暴露出自己的本性，有時也是必要的。

此外，一旦越來越醉，耳朵、眼睛、舌頭和身體的反射速度也會麻痺，**感覺會變遲鈍**（處於「微醉期」）。聽不清楚別人講什麼而大聲講話、同樣的事情說了好幾次，也是因為這個緣故。但是，酒精從身體消散後，就會完全恢復原樣，所以「酒」真的是很不可思議的東西。

酒精會使大腦功能麻痺

	爽快期	微醉期
酒量	酒精 20g ▶ 啤酒500㎖ 或是 ▶ 葡萄酒180㎖ 或是 ▶ 日本酒1合（大約180ml）	酒精 40g ▶ 啤酒1000㎖ 或是 ▶ 葡萄酒360㎖ 或是 ▶ 日本酒2合（大約360ml）
酒醉狀態	▶ 心情變得神清氣爽 ▶ 變得很開朗 ▶ 食慾增加 ▶ 判斷力稍微變遲鈍	▶ 變成微醉的心情 ▶ 失去理性 ▶ 情緒高漲 ▶ 體溫上升 ▶ 脈搏變快
對大腦的影響	掌控理性的大腦皮質活動降低。 掌控本能和情緒的大腦邊緣系統的活動變活躍。	

為什麼會宿醉？

酒精對身體而言是「異物」。酒精一進入體內，如果分量沒有過多的話，肝臟就能為我們打敗酒精。身體分解酒精的結構如下：

喝酒後進入體內的酒精，有90％會在肝臟經過兩階段的代謝，再轉換成無害物質。在第一階段，酒精會分解成「乙醛」這種物質。乙醛分解成醋酸（無害）是在第二階段進行的。醋酸進入血液中，就會一邊循環到全身，一邊分解成水和二氧化碳，再以呼吸、汗水和尿液的形式排出體外。如果是適度飲酒量的情況，代謝會進行地很順利，所以不會造成宿醉。

問題在於乙醛。乙醛具有造成頭痛、嘔吐和心悸等原因的麻煩性質。過度攝取酒精的話，身體就會產生大量乙醛，肝臟會來不及處理酒精。所以，**血液中的乙醛濃度會變高**，會出現乙醛毒性所造成的宿醉難受症狀。順帶一提，剩下10％未在肝臟處理的酒精，不會進行代謝，會直接以汗水、尿液和呼吸的形式排出體外。

分解酒精的結構

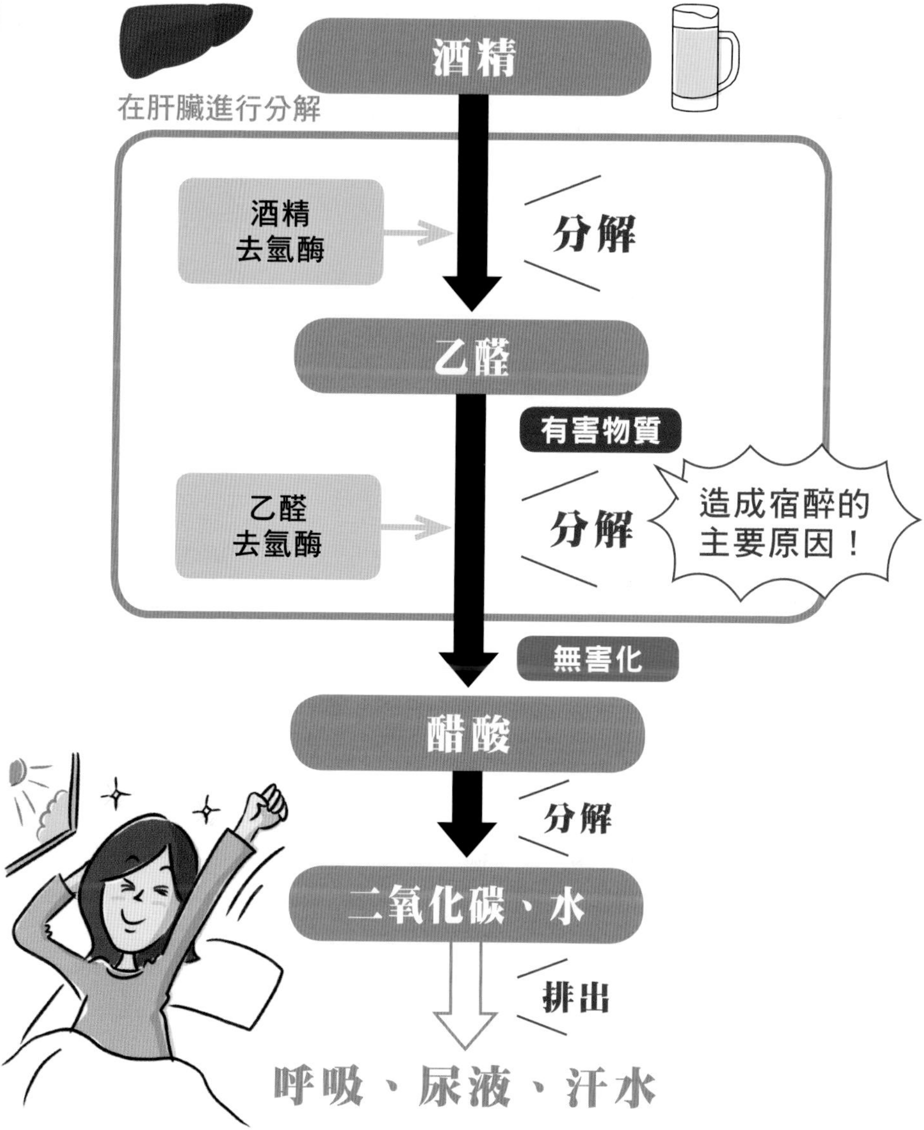
酒精
在肝臟進行分解
酒精
去氫酶
分解
乙醛
有害物質
乙醛
去氫酶
分解
造成宿醉的
主要原因！
無害化
醋酸
分解
二氧化碳、水
排出
呼吸、尿液、汗水

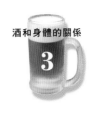

喝醉後變健談，是因為大腦和耳朵都變遲鈍的緣故

大聲聊天、大聲狂笑，偶爾還會大聲爭辯（？）到令人擔心是不是在吵架。這是在酒吧經常看到的喝醉光景。沒喝醉的人會覺得「講話不用那麼大聲也能聽得到啊。」也經常有店員會對客人說道：「客人，請稍微安靜一點。」

一喝醉就變健談、講話聲音變大，是因為酒精的作用，導致大腦感覺麻痺、耳朵感覺變遲鈍的緣故。大腦輕度麻痺，因此對於平常**忍耐的事情會擺脫壓抑，開始說出自己想說的話**。此時記憶力會降低，所以**一樣的事情會講好幾次**。「那時其實是這樣想的啊。」**有時也會將平常不提的舊事拿出來講**。這些全都是酒精引起的麻痺所造成的。以前的日本社會，即便出了什麼事，也會以「這是酒桌上的事情，所以就……」這種理由來從寬處理。但是，我認為**不要過度依賴酒精，不要給人帶來麻煩的飲酒方法**，才是帥氣大人的喝酒態度。

酒醉時常有的行動，是因為感覺麻痺而引起的

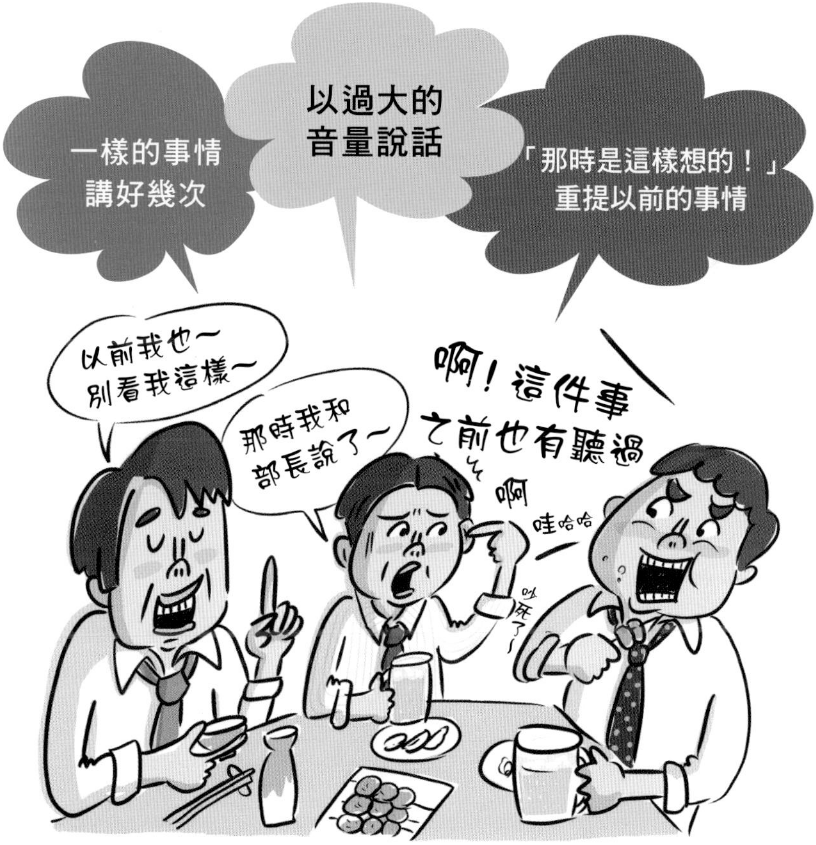
一樣的事情
講好幾次
以過大的
音量說話
「那時是這樣想的！」
重提以前的事情
以前我也～
別看我這樣～
那時我和
部長說了～
啊！這件事
之前也有聽過
啊
哇哈哈
吵死了～

原因

因為酒精產生的作用……

- 擺脫壓抑
- 變得聽不清楚
- 記憶力下降

酒和身體的關係 4

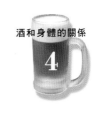

酒癖很差的人只是顯露出本性而已

沒喝醉時很正常，但是一喝酒就突然口出狂言、有脫衣服的癖好、過度找碴……有這種酒癖很差的人對吧？所以是酒使人發狂嗎？答案是「NO」。

以醫學說法來說明酒癖很差是怎麼一回事的話，那就是將自己原本**扭曲性格以理性控制住的人，因為酒精效果而擺脫壓抑，顯露出本性**。會口出狂言的人是平常就有那種想法的人、會吵架的人原本就是容易吵架的人、會找碴的人就是個性不乾脆、糾纏不休的人。

在車站會看到「對站員施暴是犯罪行為」這種海報，這很正常對吧？喝酒後施暴的人性格很差，是指他們**不會對比自己還強的對手施暴**。只會對處境比自己弱、自己可能贏得過的對象找碴。這一點**也顯現出卑鄙的本性**。

此外，還有一種類型是，如果正在喝酒，就會做什麼事都敷衍了事，濫用大家對日本的酒文化的容忍度。就我而言，這兩種都是飲酒失格的情況吧。

酒癖很差的人都會有的行為

酒後找碴

糾纏不休地向別人找碴。
就算對方感到麻煩也毫不在乎。

酒後吵架

稍微不爽就丟東西、施暴。
找碴挑釁。或是接受挑釁。

酒後性騷擾

對異性拋出性騷擾語言、
對觸摸身體這件事喪失抵抗力。
有時也會不看對象就進行性騷擾。

酒後發牢騷

將平常覺得有壓力的事情持續講個不停。
即使別人在說其他話題也不聽對方在說什麼。也有人喝醉後很愛哭。

酒後說教

不管怎樣就是主張自己的意見。
聽不進別人說的話。
開始居高臨下地說話，所以讓人覺得很不舒服。

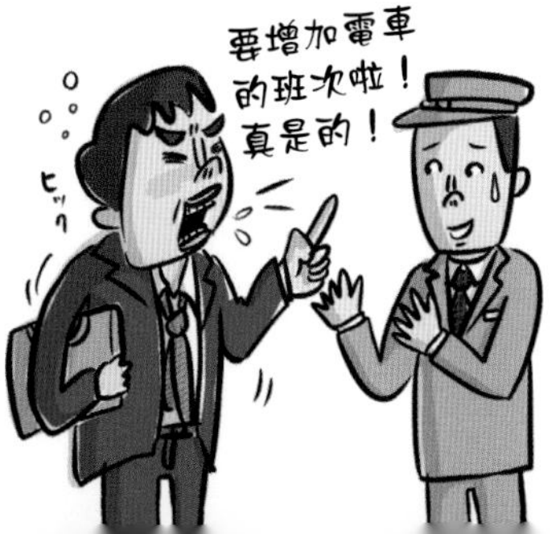

酒精從身體消散的時間，會根據個人體重而有所不同

大家覺得酒精要經過多久後，才會從身體消散呢？睡了很熟的一覺就沒問題？只要經過5～6小時就好了？從醫學上來說，一般認為「1kg的體重1小時會分解大約0．1g的酒精」。所以，**體重60kg的人和體重80kg的人如果飲用相同分量的酒，體重80kg的人能較快分解酒精**。

體重頂多只是個大致標準，會根據個人差異和狀況產生差別。舉例來說，喝酒後會臉紅的人（酒精性臉紅反應，P.46）和喝酒後不會臉紅的人相比之下，分解酒精的速度是比較慢的；和老年人相比，年輕人分解酒精的速度比較快（未成年者則比較慢）。空腹時分解酒精的速度，也比用餐後的情況還慢；和清醒時相比，睡眠中的分解速度也比較慢。

酒精分解這部分令人在意的是酒後開車這件事對吧？「酒後不開車」是理所當然的，但是喝酒後要經過多久才能開車？如同目前為止所提到的一樣，酒精分解時間雖然有醫學上的基準，但因人而**異的誤差也非常大，所以切忌過於相信這個分解時間**。即使只喝了一點酒，就算睡了很熟的一覺，我認為最好還是抱持著「隔天一整天都不要開車」的心態會比較好。

來計算酒精消散的時間吧

1kg的體重，1小時能分解大約0.1g的酒精。

①計算身體1小時能分解的酒精量

體重 kg	× 0.1 =	小時能分解的酒精量（g）

②計算喝下的純酒精量

純酒精度數 ÷100	×	喝下分量 mℓ	×	0.8（酒精比重）

= 純酒精量（g）

※酒精比重是將乙醇的0.792g設定為0.8g。

③從飲酒量去計算酒精消散時間

② 純酒精量 ÷ ① 1小時能分解的酒精量 = 喝下的酒精的消化時間

例）如果體重60kg的人喝下1瓶350mℓ的啤酒（酒精度數5%）時
①＝6g　②＝14g　③＝2.3小時（約2小時又20分鐘）

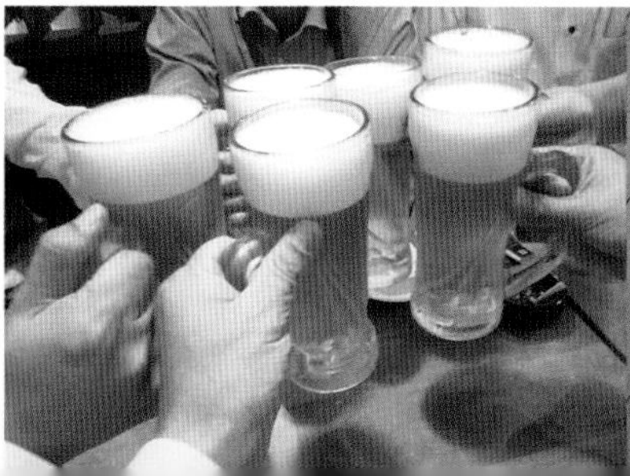

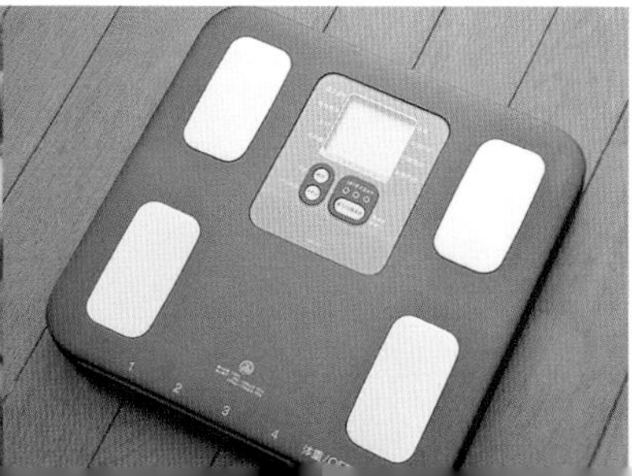

民間故事出現的「赤鬼」就是喝醉酒的情況!?

喝酒後臉變紅，和酒精分解時產生的乙醛有關。乙醛會使血管擴張，血液就會一下子流入血管，所以靠近皮膚表面的毛細血管一擴張時，皮膚看起來就是紅色的。這種情況稱為**「酒精性臉紅反應」**。

會出現酒精性臉紅反應和不會出現的人，罹患疾病的風險有所差異。乙醛是有害物質，會在體內進行無毒化（P.38）。會出現酒精性臉紅反應的人，體內進行無毒化所需的酵素含量很少，所以不會進行分解，**有毒物質就會長期停留在體內**。這會成為侵蝕身體的要因。會出現酒精性臉紅反應的人當中，尤其是**「以前不太能喝，但是鍛鍊後變能喝了」的人必須多加注意**。本來身體中分解酒精的酵素就很少，卻還增加酒精飲用量，就會更加過度使用肝臟。

順帶一提，在日本民間故事出現的「赤鬼」，我推測應該就是在講喝酒後臉就變紅，酒醉後就大鬧的人吧。另一方面，「青鬼」應該是指因為喝太多酒，覺得噁心想吐、臉色發青的人吧。

所謂的「酒精性臉紅反應」

症狀

- 皮膚泛紅
- 噁心
- 頭痛
- 心跳加快

原因

- 乙醛累積
  蓄積

身體中分解乙醛的酵素很難產生，乙醛在體內停留的時間變長

酒精性臉紅反應體質是遺傳的，
所以沒有治療方法

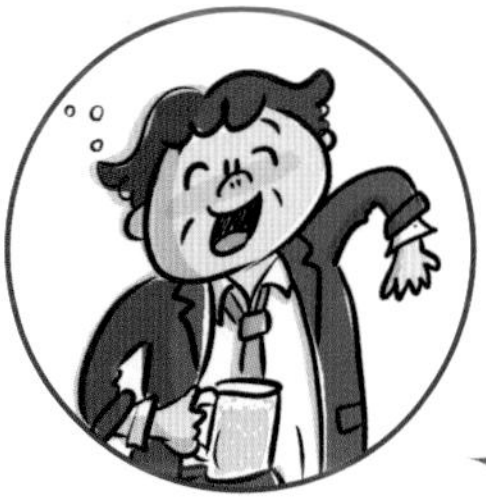

喝酒就臉紅的人，
罹患癌症的風險
會提高，
所以要特別注意
飲酒過量的問題。

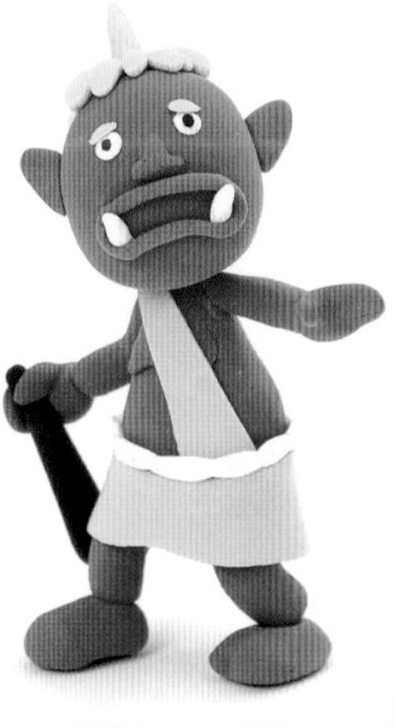

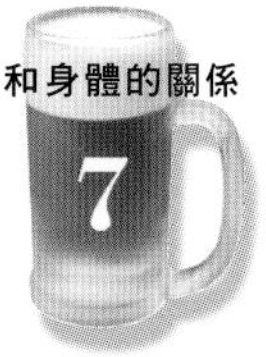

醫學上的適量和個人的適量不一樣！

「適量飲酒到底喝多少才是適量？」我經常聽到這個問題。以維持健康的分量來說，日本厚生勞動省[※1]規定的分量是「純酒精20g」。具體而言，**就是啤酒中瓶1瓶、日本酒1合、燒酎0.6合、威士忌雙份[※2]1杯、葡萄酒1／4瓶、Chu-Hi長罐1瓶**。

和自己喝的分量相比後，覺得怎麼樣？是不是覺得很少？對於會不小心喝掉1瓶葡萄酒的我而言，這是過少且令人覺得悲傷的分量。

喝酒之後的身體反應，會有個人差異。有些人喝酒後會臉紅，也有人不會臉紅；有些人喝一口啤酒就會情緒高漲，也有人喝泡盛[※3]像在喝水一樣。如果要說我的個人意見，飲酒的適量也是因人而異的。那麼，**個人的適量是多少分量？**那就是喝完之後**不會覺得酒醉難受、不會宿醉的分量**。如果晚上睡著後，嘴巴或喉嚨乾渴而醒來的話，那就是超過適量的範圍。早上起床，會覺得「昨天很開心耶」的分量就是適量。但是，如果每天攝取20g以上的純酒精，最好還是要安排休肝日[※4]。

※譯註1：相當於台灣的衛生福利部。
※譯註2：威士忌單份是30ml，雙份即60ml。
※譯註3：日本沖繩特產的酒類，以米為原料製成的蒸餾酒。
※譯註4：指不喝酒的日子。

依據酒類而定的適當飲酒分量標準

以1天20g的純酒精為適量標準。

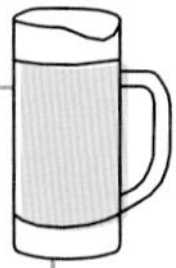

啤酒（5度）	500㎖（中瓶1瓶）
日本酒（15度）	180㎖（1合）
燒酎（25度）	110㎖（0.6合）
威士忌（43度）	60㎖（雙份1杯）
葡萄酒（14度）	180㎖（1/4瓶）
罐裝Chu-Hi（5度）	500㎖（長罐1瓶）

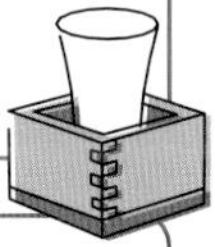

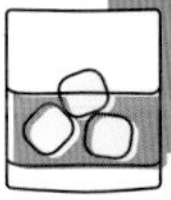

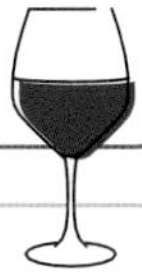

※（）內是酒精度數。根據度數的不同，適量標準會改變。

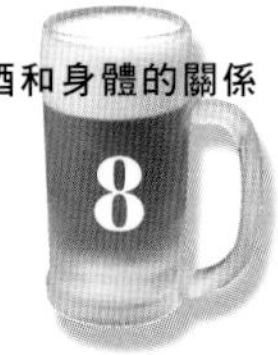

為什麼喝不下1ℓ的水，卻能喝下1ℓ的啤酒？

啤酒有**利尿作用**，所以上了好幾次廁所後，水分就會流失。此外，酒精分解時，**會變成脫水狀態，喉嚨會覺得很渴，所以就能喝下下一杯啤酒**。這就是其中一個理由。

另一個理由則是日本人的啤酒喝法。宴會開始時，就會說聲：「總之先來杯啤酒。」碰杯後再大口喝酒。在這當中，也有人會喝光1啤酒杯的啤酒。不是品嘗味道，**而是一口氣倒入嘴裡，所以能夠喝完**。

其實，啤酒如果也用小杯子小口小口地喝，就無法喝下那麼多。大家有過這種經驗嗎？如果用啤酒杯的話，可以輕鬆喝下3杯，但若是瓶裝啤酒的話，1瓶就很夠了。中杯啤酒杯1杯的容量是350ml左右，瓶裝啤酒中瓶則是500ml，所以啤酒杯3杯相當於2瓶多的瓶裝啤酒。喝瓶裝啤酒時，會用杯子小口小口地喝，所以在喝的過程中肚子會很飽，喝不了那麼多的分量。

真正的愛酒之人，似乎有很多人會說出：「生啤酒味淡而無味」這種話，而很少喝啤酒。用杯子小口小口地喝瓶裝啤酒，比較不會飲酒過量，所以在健康方面也推薦這種方式。

啤酒入喉的口感根據發酵來決定

啤酒的原料是麥芽、啤酒花和水。
啤酒種類根據發酵種類來決定。

原料

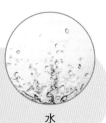

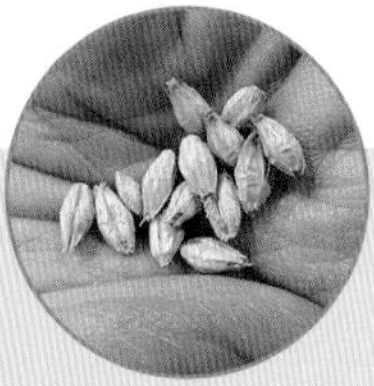

麥芽

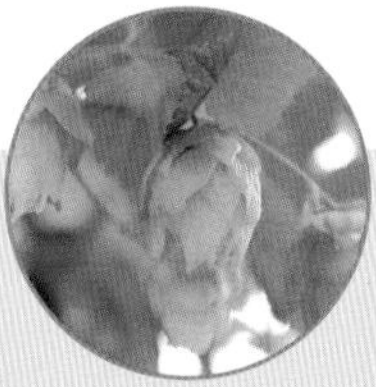

啤酒花

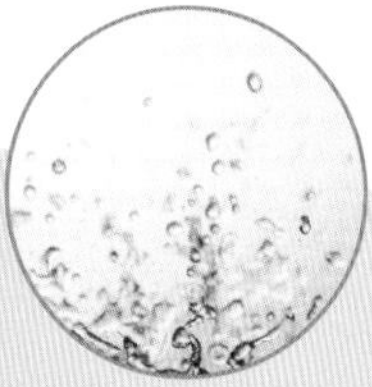

水

上層發酵

發酵溫度高達20～25℃，
發酵期間很短。

Ale（愛爾）啤酒

- 有水果香味
- 有芳醇香氣
- 味道濃厚

／ 一邊品嘗味道一邊飲用 ＼

下層發酵

發酵溫度低到0～15℃，
發酵期間很長。

Lager（拉格）啤酒

- 口感清爽
- 重視入喉的口感

／ 咕嚕咕嚕地喝下去 ＼

日本啤酒有99%是重視入喉口感的Lager啤酒！

與種類無關，有容易使人喝醉的酒

醫學上酒精是用g（grams）來計算。不論是啤酒還是葡萄酒，如果總共攝取的酒精分量相同，醉酒方式應該是一樣的。但是，實際吸收的速度不同。**和酒精度數低的酒相比，酒精度數高的吸收速度比較快**。此外，據說**如果當中含有碳酸的話，碳酸會造成刺激，酒精吸收速度就會加快**。所以，如果是用相同分量的威士忌製作的「加水威士忌」和「加入蘇打水和冰塊的威士忌」，「加入蘇打水和冰塊的威士忌」會比較容易喝醉；和葡萄酒相比，氣泡酒也比較容易喝醉。一般認為碳酸系酒類容易喝醉，是因為其入喉口感順口，會忍不住不斷大口喝下，我認為這也是理由之一。

根據酒的溫度，也會有易醉程度的差別。**如果是燙的酒，酒精吸收速度會加快**，所以以日本酒來說的話，和溫燗※1相比，熱燗※2會比較容易喝醉。另一方面，飲用冷酒※3和結冰酒是比較不容易喝醉的喝法。然而，這是酒精吸收速度的問題，**攝取總量仍會導致酒醉難受和宿醉**，所以不論是哪種喝法，都要注意飲酒過量的情況。

※譯註1：將日本酒加熱到40℃左右。

※譯註2：將日本酒加熱到50℃左右。

※譯註3：指沒有加熱，溫度在5℃～15℃的酒。

容易喝醉的是哪一種？

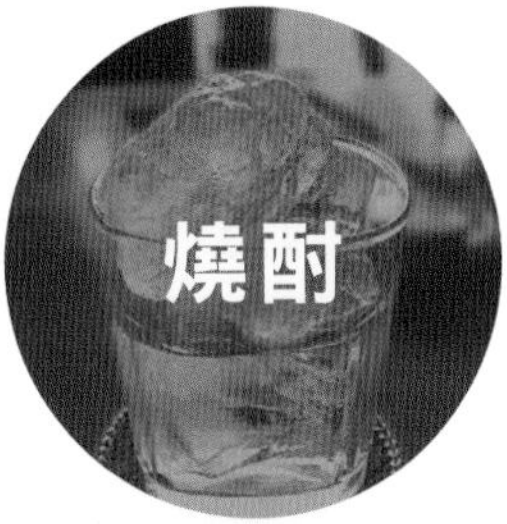

加冰塊 or 加蘇打水

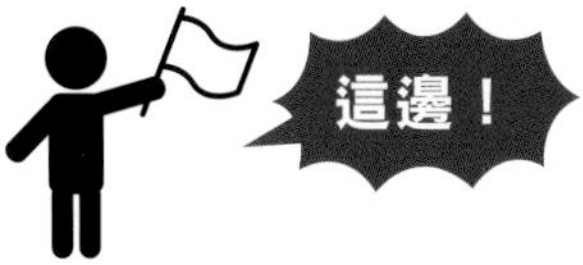

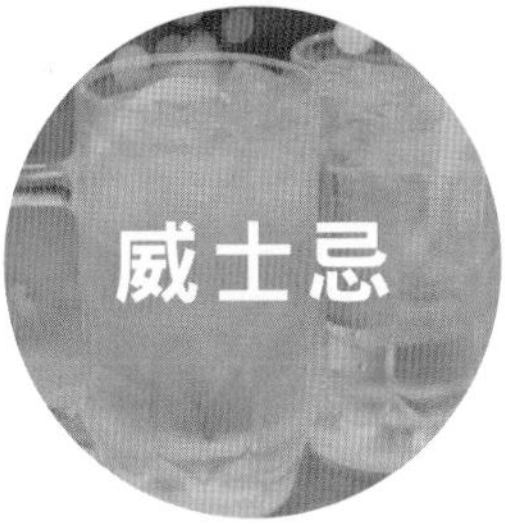

加入蘇打水和冰塊 or 加水

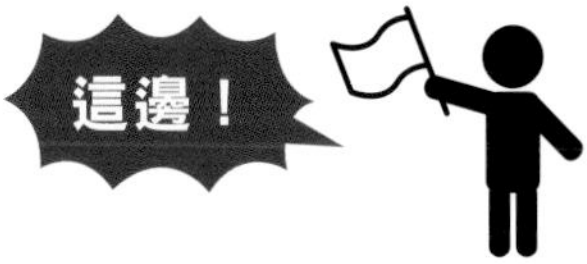

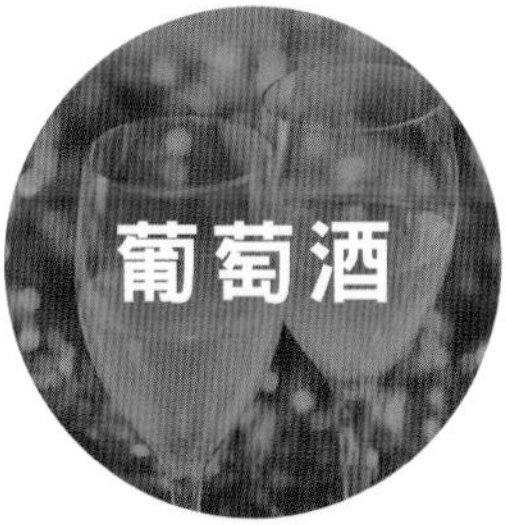

白酒 or 氣泡酒

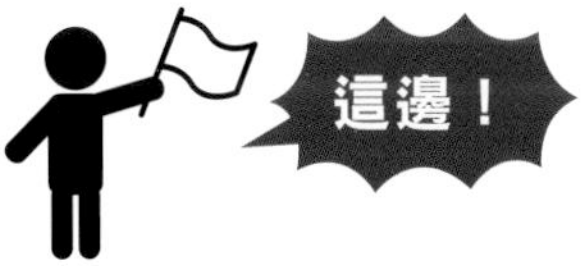

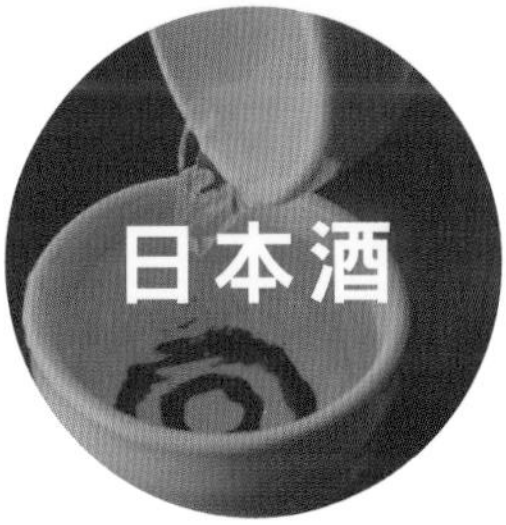

溫燗 or 熱燗

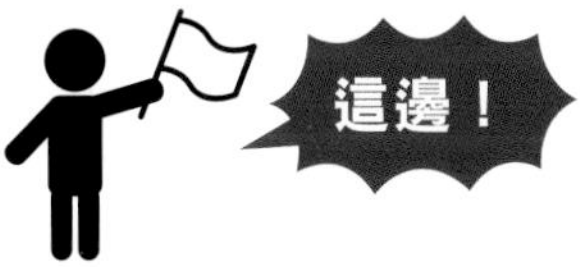

※將比較雙方的酒精含量以及飲酒量設為相同分量。
※易醉程度根據個人差異和體質也會有所不同。

酒和身體的關係

10

愛酒之人需要好好確認健康檢查的γ-GTP數值

每年1次的健康檢查，對愛酒之人而言，最在意的就是和肝臟有關的數值。和肝臟有關的項目有3種，分別是「GOT（又稱『AST』）」、「GPT（又稱『ALT』）以及「γ-GTP」。肝臟一旦惡化，這3個數值就會分別變高。希望愛酒之人注意的是「γ-GTP」這個項目。

γ-GTP是和進入肝臟的異物、毒物的解毒作用有關的酵素，如果肝臟細胞受損，這種酵素就會流到血液中。換句話說，**γ-GTP的數值很高，就是肝臟過度工作，非常疲累的狀態。**

γ-GTP數值很高時，首先會猜測罹患酒精性肝病。第2個則是脂肪肝，第3個是藥物性肝損傷。

身體中的酒精很少時，肝臟就能輕鬆處理，所以γ-GTP數值不會變高，但是長期大量飲酒，或身體狀況很差時飲酒的話，數值就會變高。有脂肪肝的人，因為肝臟正常運作的部分變少，肝臟要拼命努力工作，所以數值會變高。此外，藥物對身體而言也是異物，所以服用過量的感冒藥或不合適的營養補充品，數值也會提高。

留意γ-GTP數值

γ-GTP的基準範圍

γ-GTP數值	男性	女性
	13~87	9~37

※出處：2016年日本健康檢查學會所發表的資料

超過基準值時，可以推測為……

- ～100　飲酒過量
- 100～300　酒精性肝病
- 300～500　酒精性肝炎

（以上三項）透過禁酒、戒酒，可能恢復正常

- 500以上　嚴重肝病　立即住院

γ-GTP數值很低，
GOT和GPT 數值很高的人，
有可能罹患和酒精無關的
肝臟疾病。

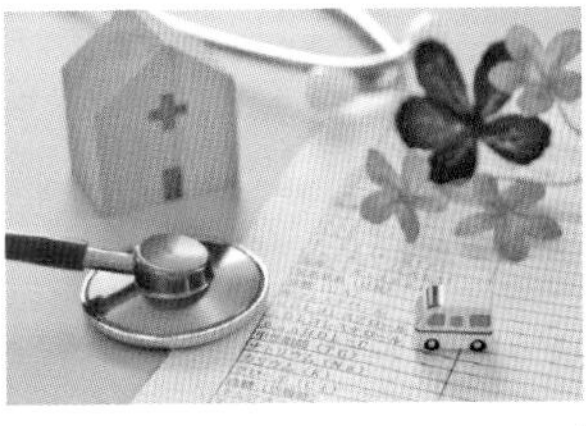

好發於愛酒之人身上！雖然很瘦但中性脂肪很多的人

健康檢查中，還有一個希望大家注意的數值，那就是「中性脂肪」。不胖但中性脂肪數值很高的人，很多都是愛酒之人。**酒精在體內容易變成中性脂肪**，所以喝太多酒的話，中性脂肪數值就會變高。

中性脂肪會給胰臟帶來不良影響。中性脂肪的脂肪顆粒會進入胰臟的毛細血管，有時會隨著劇痛**出現急性胰臟炎的症狀**。據說中性脂肪的數值若超過500的話，何時出現胰臟炎都不足為奇。胰臟具有分解脂肪的作用，所以不只是酒類，吃很多下酒菜的炸物，對身體也是不好的。

慢性腹瀉也有許多情況是由酒造成的。飲食過量和飲酒過量，導致幫助消化的胰臟來不及處理，就會因為消化不良產生腹瀉症狀。每天喝酒的人，如果試著3天不喝酒，腹瀉症狀就會突然停止。這種情況很可能是酒精性腹瀉。這種人的胰臟就是不適合喝酒。必須禁酒，或是將飲酒分量控制在不會造成腹瀉的程度。

當醫生提出中性脂肪數值很高時

中性脂肪的基準範圍

50～149 mg /dℓ

＼比基準值還高時／

重新評估飲食生活

▶ 如果醣類、脂質和酒精的攝取量很多，就會變成中性脂肪，所以在飲食方面要節制

增加運動量

▶ 做運動讓脂肪燃燒

中性脂肪數值很高的話，罹患胰臟炎的可能性很大！

「胰臟炎」是指由胰臟產生的消化酵素，給胰臟以及周遭組織帶來傷害的疾病。急性胰臟炎的特徵是上腹部出現劇痛，必須立即住院。罹患胰臟炎的男女比例是2：1，好發於50幾歲的男性身上。

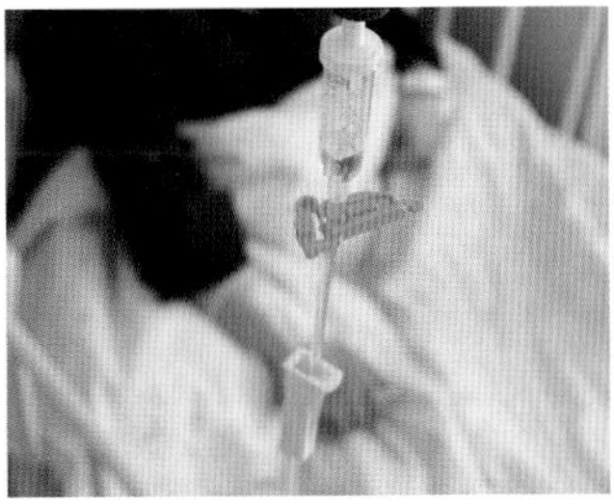

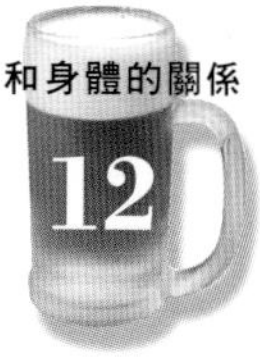

飲酒過量果然還是會導致生活習慣病

適度攝取酒精，具有提升血液循環、預防動脈硬化等功效，有助增進身體健康，但還是嚴禁飲酒過量。

如果長期持續大量飲酒，動脈硬化的情況就會加劇，所以最後可能會罹患**腦梗塞和心肌梗塞**。此外，從酒精流經身體的順序，也可以知道罹患**舌癌、口腔癌、喉癌、食道癌、胃癌和大腸癌等癌症的風險會提高**。當然，酒精是在肝臟進行分解、處理，所以也有罹患**肝癌**的風險。

此外，大家吃下酒菜時，是不是會吃大量薯條？或是喝完酒後又吃個拉麵才畫下句點？

過度攝取碳水化合物可能會引發肥胖和糖尿病。因為酒的緣故，飽足感會麻痺，所以東西也會比平常吃的還要多。喝酒的過程中，味覺也會麻痺，就會不斷尋找口味重的食物。結果因為**攝取太多鹽分**，**血壓就會升高**，**變成高血壓的情況**。除了飲酒分量之外，選擇下酒菜也是很重要的一件事。

大家常說：「酒是百藥之長」，但這是指搭配合適下酒菜適量飲酒的情況。如果不是如此的話，就會離疾病越來越近。

飲酒造成的主要健康問題

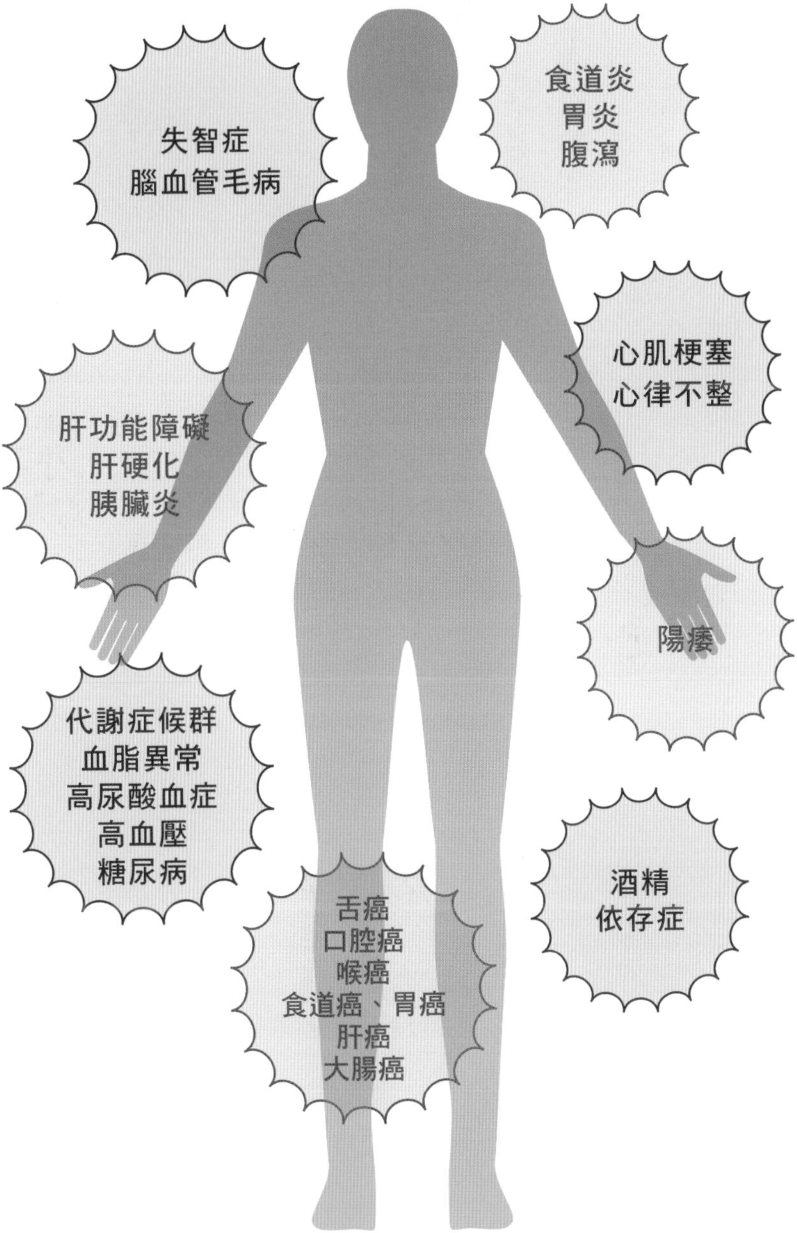

酒和身體的關係 13

服藥後不能喝酒！肝臟會過勞

「不能以酒配藥。」、「服藥後不能馬上喝酒。」大家聽到這兩句話都會覺很正常，但知道為什麼不能這樣做嗎？

一個理由是吸收問題。我們所服用的藥物是做成溶於水裡的形式，從研究可以得知藥物溶於水裡之後，要經過多久才會被身體吸收。藉此決定服藥分量和時間。如果以酒配藥，有藥物溶解在內的酒會被胃部急速吸收，本來應該要花5小時慢慢吸收，卻只花了30分鐘就循環全身，**有時就會發揮非常強烈的藥效**。這種情況相當危險。

另一個理由，則是因為酒和藥物同時進入體內的話，肝臟會來不及處理。肝臟處理酒精時，如果服用藥物的話，就會忙不過來無法去處理藥物，**藥物成分停留在體內的時間會比原先還要久**。

請避免讓酒精和藥物在體內接觸。早上服藥、晚上喝酒的話，我想身體也能應付得來。

藥物和酒精

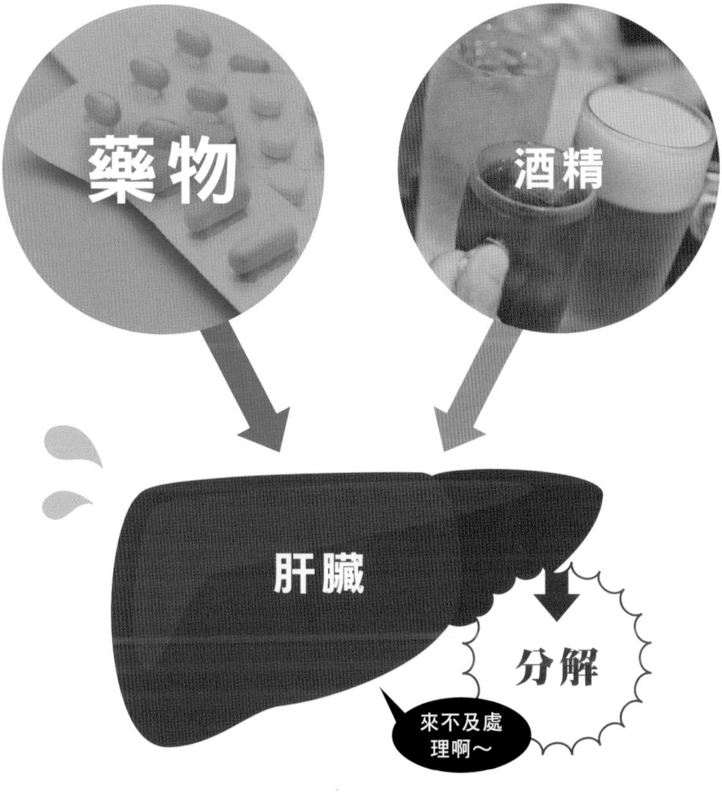

因為藥物和酒精都是在肝臟分解，
同時服用的話，就會影響藥物分解，
有時會出現強烈藥效（或是藥效長時間持續）。
相反地，肝臟沒有分解酒精，
也會出現酒醉難受的情況，
所以不要同時服用藥物和酒精。

酒和身體的關係

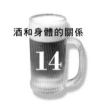

14

為什麼未成年者不能喝酒？

醫學上的理由有2個。一個是身體尚未發育完全，所以**身體對酒精的危害沒有防備的緣故**。對大人而言有益的酒精效果，**對孩子而言也經常是毒害**。

另一個理由則是，酒精很美味，而且一喝就會情緒高漲，所以會變得很開心、想要再喝，**極有可能罹患酒精依存症的緣故**。大人對酒精的慾望，可以控制在某種程度，但小孩尚未發育完全，所以也會出現沉迷酒精的情況。如此一來，就可能脫離本來作為學生本分的學業等正軌，對青少年教育而言是不利的。

在日本，法律規定20歲之後才能喝酒，但是在國外，也有一些地方在更低年齡就能喝酒。也有根據酒的種類來決定的，在義大利16歲起就能喝酒，而在瑞士則是根據州省差異，有14歲起就能喝酒的情況。相反地，美國喝酒的解禁年齡則是21歲，比日本規定的年齡還要高。

在某些國家，據說有一個風俗習慣是小孩即將出社會之前，父母會讓小孩喝到爛醉如泥，讓小孩知道宿醉的難受和適合自己的飲酒分量。世界上的情況各不相同。

未成年者飲酒的風險

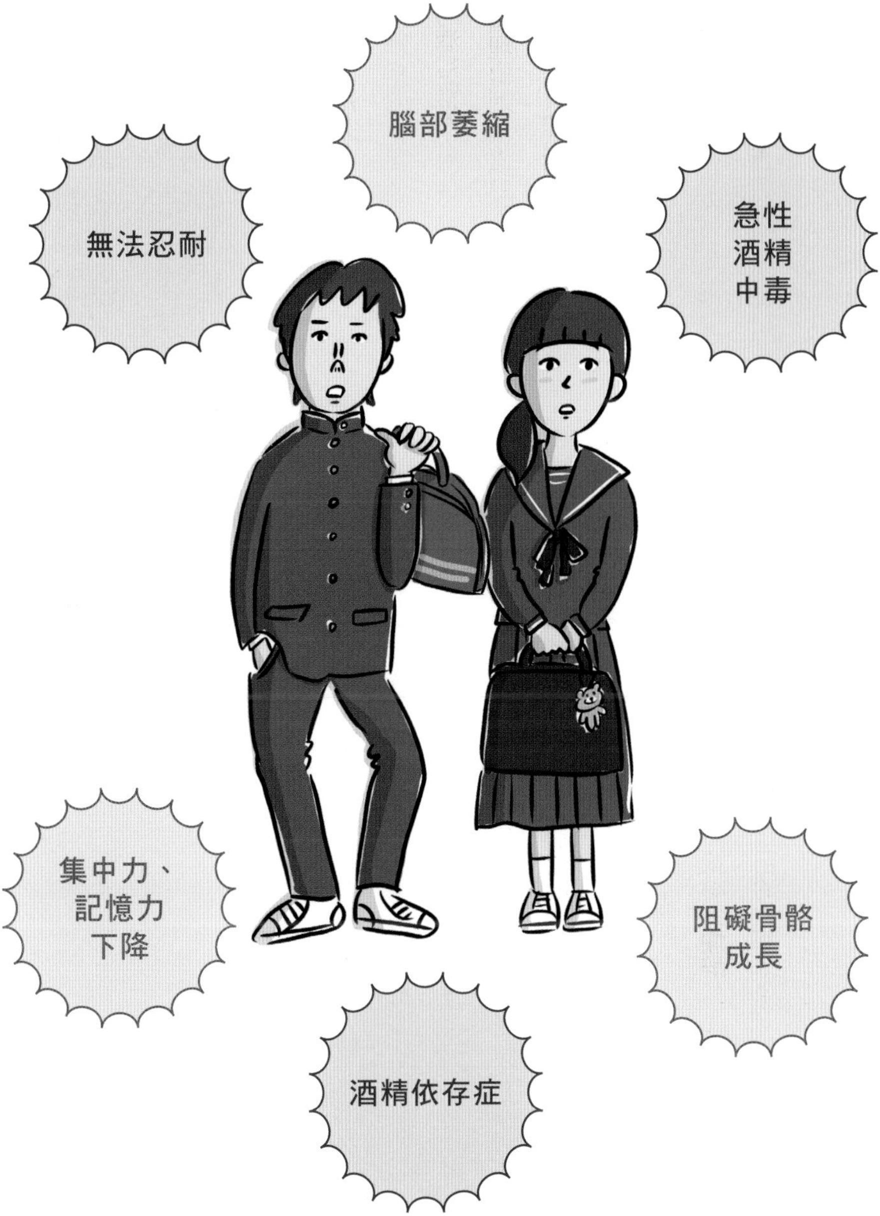
腦部萎縮
無法忍耐
急性酒精中毒
集中力、記憶力下降
阻礙骨骼成長
酒精依存症

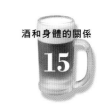

乾杯喝光不只對身體有害，對酒也很失禮

一到宴會旺季，每年都會上電視新聞的，就是因為乾杯把酒喝光，導致急性酒精中毒需要緊急送醫的事故。如果短時間內大量飲酒，在肝臟進行的酒精代謝會趕不上喝酒的速度，酒精會流到血液中，血中酒精濃度會急速上升。開始出現頭痛、暈眩、心悸、嘔吐、呼吸困難等酒醉難受的症狀，意識變模糊、陷入昏睡狀態的情況也很常見。也會出現因為呼吸麻痺、嘔吐物卡在喉嚨而致死的案例。這是絕對不能採用的飲酒方法。

以我的主張來說，乾杯把酒喝光當然對身體有害，而且對酒也很失禮，所以我希望大家停止這種做法。乾杯喝掉釀酒公司或酒廠努力釀造的酒，是無比浪費的一件事。「乾杯把酒喝光」，並不是因為想喝酒而喝酒。而是為了使氣氛高漲，不想喝卻還是喝了。喝掉不想喝的酒，是對身體最有害的事情。不論是對喝酒的人，還是對被喝的酒，都停止這種一點好處都沒有的乾杯喝光做法吧。酒是用來品嘗飲用的。

宴會旺季
容易出現急性酒精中毒的情況

每個月因急性酒精中毒緊急送醫的人數

平成28年（西元2016年）全年、東京消防廳管轄範圍內

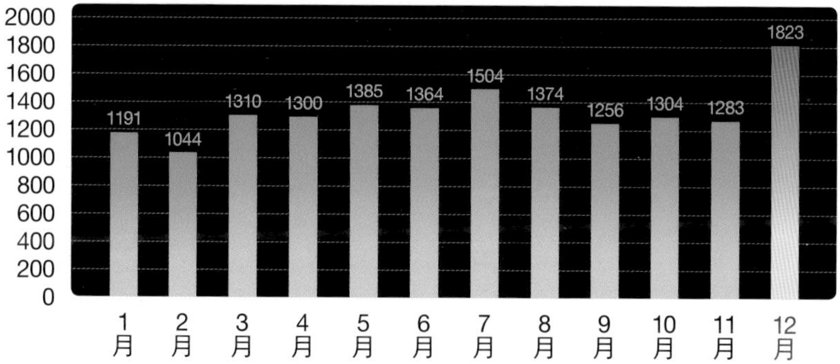

出處：東京消防廳

每年有超過1萬人因為急性酒精中毒而緊急送醫，但是最多案例還是發生在12月的宴會旺季。

為了避免發生急性酒精中毒

- 瞭解自己適當的飲酒分量，也要注意喝酒當天的身體狀況。
- 停止乾杯喝光的做法。
- 不會喝酒的人要事先告訴周圍的人自己不會喝酒。
- 不要強迫別人喝酒。
- 不要讓喝醉的人獨自一人。
- 嘔吐時，要盡量避免讓嘔吐物卡住喉嚨。

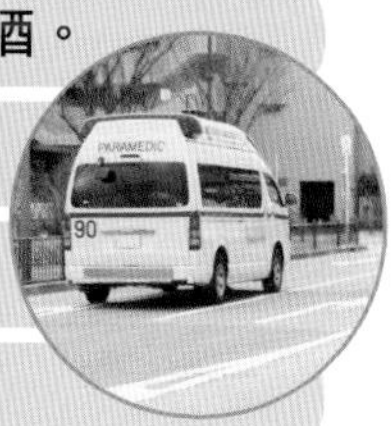

想要重整心情時，就喝氣泡酒

氣泡酒是酒類當中，最華麗的酒。可說是氣泡酒代名詞的「香檳」，是很適合喜慶宴會的飲料。應該也有很多人看過這些畫面吧，在婚禮或派對上，從疊了好幾層的玻璃杯上方倒入香檳的「香檳塔」，或是在運動比賽的頒獎典禮等場合，選手之間互淋香檳的「香檳戰」。

因為是具有快樂印象的酒類，所以沒有人會一邊喝香檳一邊大吵。也很少人會在喝悶酒時持續飲用香檳。反過來說，喝香檳會讓心情變開心，所以香檳可以在**沮喪或想要重整某些事物時，作為殺手**鐧來飲用。

「香檳」這個名稱，是只有在法國香檳地區，依規定作法釀造而成的酒才能擁有的，在價格方面也相對昂貴，所以不是能輕易喝到的酒類。平常想要重整某些事物時，不用喝到香檳，喝氣泡酒就夠了。**使用美麗玻璃杯飲用的話，心靈就會很充實。**

氣泡酒的作法

香檳製法

在充滿基酒的酒瓶中，加入糖和酵母後再封瓶，使其在瓶內發酵，產生氣泡。會出現非常細小的氣泡。

例
香檳
（法國）、
卡瓦
（西班牙）
等等

大槽法

讓基酒在加壓槽中發酵產生氣泡。因為沒有在瓶內發酵、熟成，所以味道很清爽。

例
義大利氣泡酒
（義大利）、
錫可氣泡酒
（德國）
等等

二氧化碳注入法

在基酒中注入二氧化碳。製造便宜的氣泡酒時，會使用這種方式。氣泡較粗，但入口的味道很爽口。

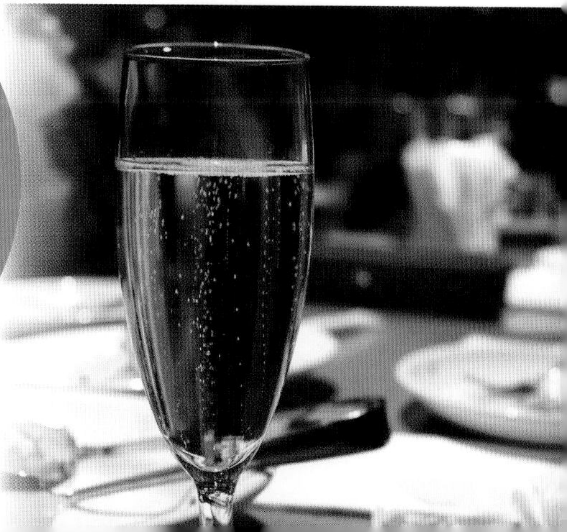

17

噁心想吐時，不要勉強硬吐

喝酒後噁心想吐時，**可以服用抑制胃酸類型的胃藥**。即使這樣也無法止住想吐的感覺，忍不住要吐出來時，因為會對胃部造成負擔，請吐1次就好。

有些人會將手指伸入嘴巴勉強硬吐，但這是最糟糕的方法。「嘔吐」是指食道被往上拉扯，吃下去的東西往外吐出去。覺得想吐自然嘔吐時，不會對胃部和食道造成那麼大的負擔，但是將手指伸入嘴巴、反覆乾嘔，會造成相當大的負擔。有時也會出現胃部和食道的交接口碎裂，引起大量出血的情況。這種情況稱為「柔林格症候群（Zollinger-Ellison Syndrome）」，是攸關性命的疾病，所以要立刻叫救護車。**如果是不插入手指就無法吐出來的嘔吐情況，還是不要勉強硬吐比較好。**

無論如何都想要嘔吐時，**飲用大量水分，使胃部脹得鼓鼓的，就能夠吐出來。**我在年輕時，曾大口喝下冰紅茶或鳳梨汁再嘔吐。如此一來，吐完後的嘴裡就會很清爽。如果喝柳橙汁的話，會覺得很噁心。這是從我的經驗推導出來的方法。

飲酒過量噁心想吐，就是身體給予的信號

不要忍著，要吐出來

血液中的乙醛濃度超過一定數值後，
身體就會想要嘔吐回復到正常狀態。
忍著不吐出來對身體有害。

不要將手指伸入嘴巴勉強硬吐

但是，勉強吐出來對身體會造成巨大負擔。
有時胃部和食道的交接口會碎裂，
可能會導致大量出血的情況。

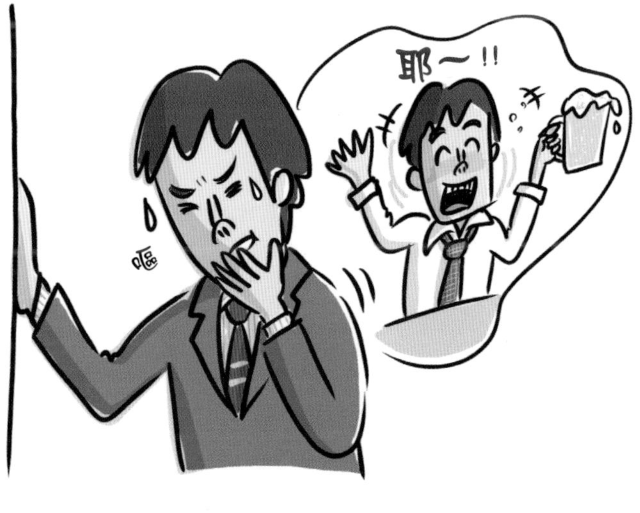

COLUMN

為什麼在飛機上喝酒容易酒醉？

平常酒量很好的人，在飛機上一喝酒，只要1罐罐裝啤酒就會睡著。這種情況經常發生。

一般認為在飛機上喝酒，會比在平地喝酒還要容易酒醉。理由據說是「飛機內的氣壓很低，所以末梢血管會擴張，血液循環會變好，酒精就容易在體內循環」，或是「因為飛機內是低氧狀態，所以沒有供給分解酒精所需要的氧氣，酒精分解會變緩慢」之類的，但目前真相仍未明朗。因為旅行氛圍使心情變得很嗨、在飛機上可以免費喝酒，所以無意中喝太多，我認為這些也是理由之一。

在飛機上不只容易酒醉。因為酒精的利尿作用造成脫水狀態的話，還可能引起經濟艙症候群※。在飛機內喝酒時，要比平常減少分量、要確實攝取酒精之外的水分，進行開心的旅行。

※譯註：指長時間坐在狹窄空間缺乏活動，造成下肢靜脈循環不良，形成下肢靜脈血栓的情況。

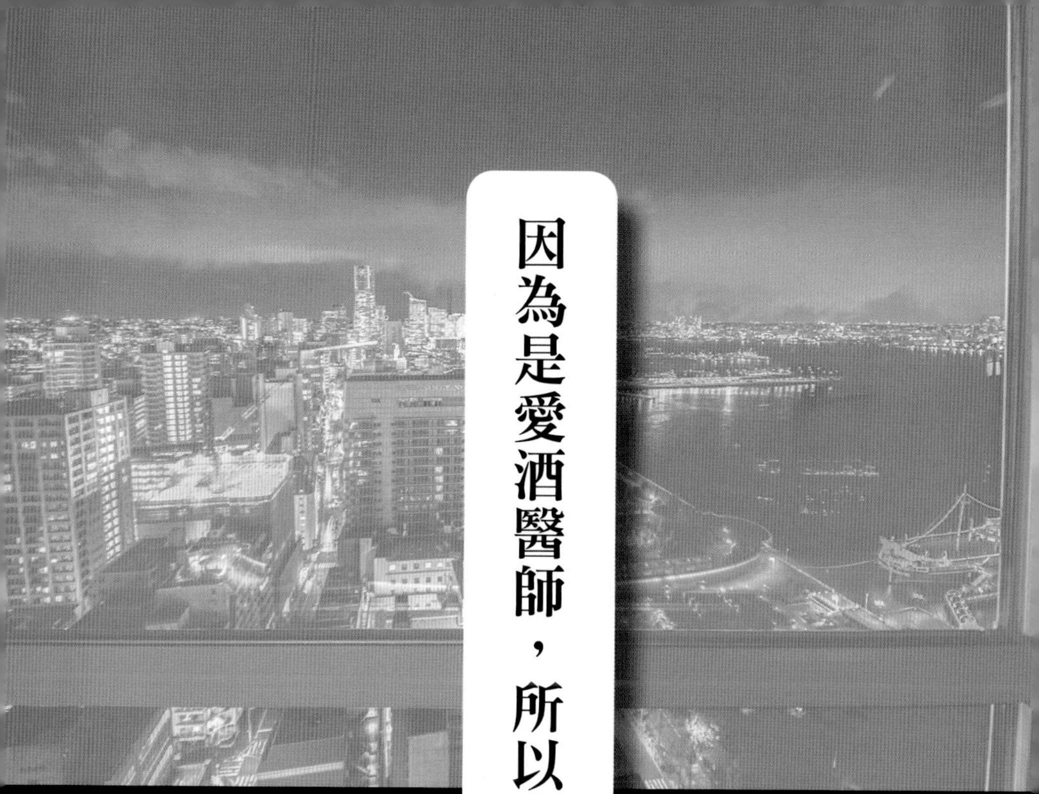

因為是愛酒醫師，所以才知道！

PART 2

有益健康的飲酒方法

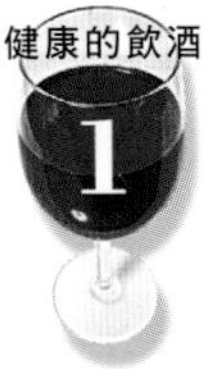

利用「喝酒前的一碗湯」，就能享用美酒、預防酒醉難受

「為了能在宴會上吃很多東西，就餓肚子去吧！」大家有過這種想法嗎？

一般認為空腹飲酒容易酒醉，不過這是事實。胃部如果沒有食物進入，**酒精成分就會在胃部急速吸收**，**血中酒精濃度會急速上升**。肝臟會來不及處理酒精，又有更多酒精進入肝臟，因此容易酒醉難受。

此外，**酒精會直接刺激胃部**，所以胃部黏膜會變粗糙，有時也是造成胃炎和胃潰瘍等疾病的原因。

我常去的酒吧，不論是夏天還是冬天，一入座之後，店家就會在**點餐前端出裝在小杯子裡的清湯或濃湯**。喝下湯品後，酒保詢問點餐：「要點些什麼？」我認為為了健康著想，這也是非常好的順序。

居酒屋的小菜中，不太常出現湯品，所以去參加宴會之前，事先喝點能在自動販賣機或便利商店買到的溫熱罐裝湯品，也是不錯的方法。

培養「喝酒前先吃東西！」的常識

空腹飲酒，在胃部進行的
酒精吸收會加快速度

↓

酒醉難受、宿醉的起因

對策

為了避免造成這種情況……

▶ 參加宴會之前先喝點湯品

或是

▶ 確實吃午餐

▶ 參加宴會的2～3小時前先充飢解餓

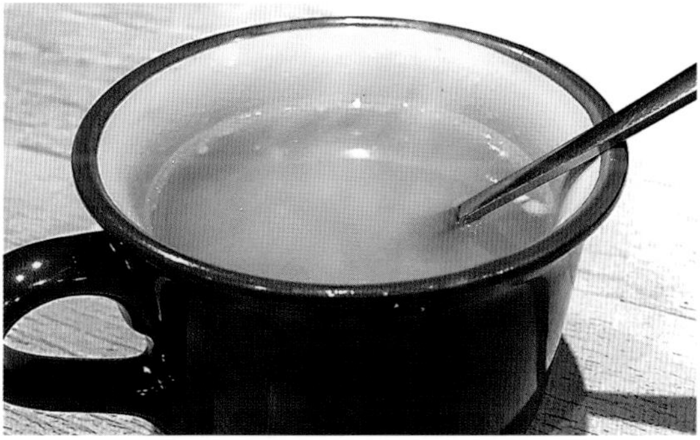

2

在宴會中聊天，就能健康喝酒

宴會要開始了。那麼，採取哪種行為能預防酒醉難受或宿醉？

首先，就是**和朋友大聊特聊**。如果聊天聊到入迷，閒得無聊無意中去拿酒，不小心喝太多的情況就會消失。此外，聊天後身體的代謝會提升，酒精分解速度也會變快，還能紓解壓力，所以是一石二鳥的方法。

另外，一旦開始喝酒，就要**準備「酒後水（Chaser）」**，這也是非常重要的一件事。在日本，一般認為「酒後水＝水」，但本來是指「飲用烈酒後或空檔時所喝的水或啤酒之類的飲料」。有些國家的人民，會將酒作為「酒後水」來飲用。但是對於酒量比歐美人還差的日本人來說，「酒後水＝水」的觀念已經根深蒂固。藉由飲用「酒後水」，喝酒速度就會慢下來，可以預防酒精造成的脫水症狀。

要確認自己是否處於脫水狀態，可以**在廁所檢查尿液顏色**，如果比平常的尿液顏色還要濃，就要特別注意。要暫時停止喝酒，改喝水或軟性飲料，注意身體情況。

避免酒醉難受的方法

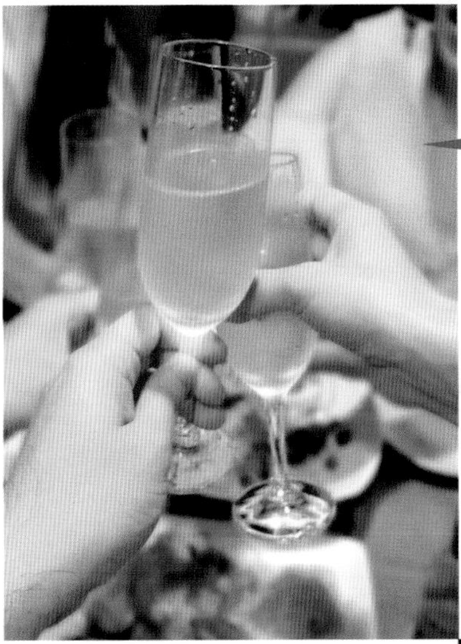

和朋友暢談

透過聊天，可以使酒精散發。此外，聊天聊到忘我，會減少閒得無聊忍不住喝酒的情況，所以可以防止飲酒過量。

準備酒後水

很多人會在宴會尾聲點酒後水，但可以的話，點酒時同時點杯水，比較能夠預防飲酒過量和酒醉難受的情況。

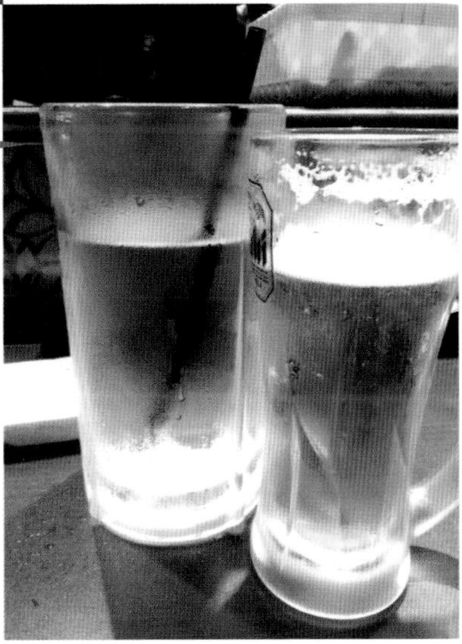

「去掉蕎麥麵的天婦羅湯」會保護胃部免受酒精的傷害

之前提過我常去的酒吧，會在喝酒前先端出湯品（P.72）。喝湯後胃部就會有食物進入，**酒精吸收速度會變慢，同時溫熱的湯品還可以保護胃部黏膜**。

選擇下酒菜時，同樣地也選擇一道暖胃的餐點吧。舉例來說，和冷豆腐相比，吃點湯豆腐或日式炸豆腐比較能避免酒醉難受，所以很適合。人數很多時，要是能點火鍋就好了。

稍微談一下題外話，進入蕎麥麵店後，點一杯日本酒這種文化是從日本江戶時代開始的。現在也會在蕎麥麵店喝酒的人，總讓人覺得很帥氣對吧。說到蕎麥麵店的下酒菜基本款，那就是「去掉蕎麥麵的天婦羅湯」，就是將天婦羅蕎麥麵的蕎麥麵拿掉，只留下天婦羅和湯汁。**這道餐點含有天婦羅適當的油脂，又是溫熱的食物，所以在保護胃部免受酒精傷害這方面，是最適合的下酒菜**。在最近的小酌風潮之下，連鎖立食蕎麥麵店當中，也有店家會推出「去掉蕎麥麵的天婦羅湯」。浸泡在濃厚醬汁裡的天婦羅，和日本酒或啤酒都非常對味。到蕎麥麵店喝酒時，請務必嘗試看看。

要帥氣的話，就以「去掉蕎麥麵的天婦羅湯」作為下酒菜

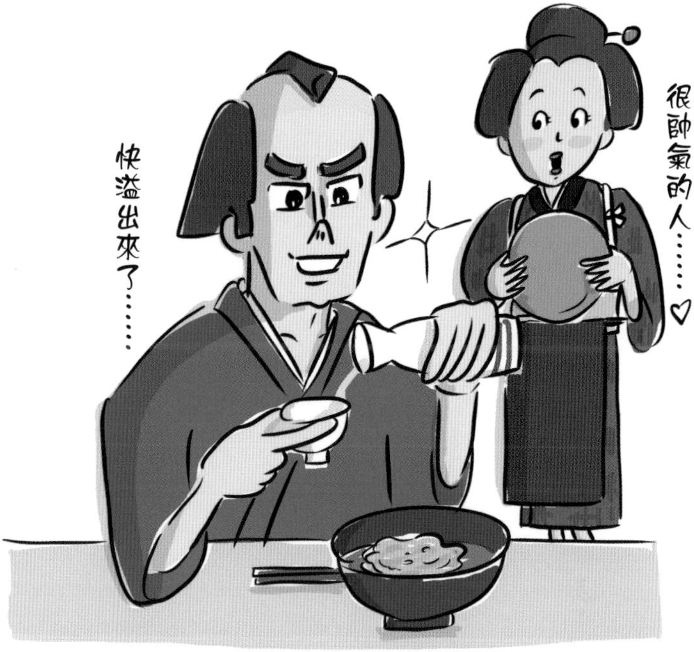

江戶時代，工匠的樂趣就是「到蕎麥麵店喝酒」。下酒菜點天婦羅蕎麥麵的話，在喝酒的這段時間，蕎麥麵就會軟掉，據說因此產生這種「去掉蕎麥麵的天婦羅湯（日文英譯：Tennuki）」。也會只講「去麵天婦羅湯（日文英譯：Nuki）」。

去掉蕎麥麵的天婦羅湯……

透過適度的油脂保護胃部。
是溫熱的餐點，所以對胃部而言是很溫和的食物。

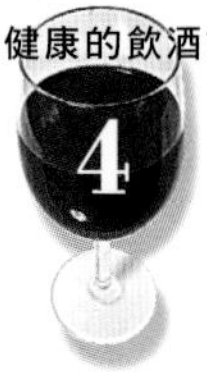

毛豆是使肝臟恢復元氣的最佳下酒菜

我們的身體是由蛋白質組成的。代謝酒精的肝臟，和分解酒精的酵素，都是蛋白質組成的。肝臟狀況很差時，進行修復的材料也是蛋白質，所以喝酒時的下酒菜，**請務必積極攝取優質的蛋白質**。

最簡單且推薦的下酒菜就是**毛豆**。然而，小菜中出現的毛豆分量太少了。如果不是兩個人一起吃的、盤子裡盛得滿滿的分量，就無法期待會有很大的效果。一入座之後，一開始點餐就先點毛豆吧。

在義大利餐廳或酒吧的話，點**起司什錦拼盤**也是不錯的選擇。如果是向酒鋪借個小角落喝酒的情況，店家經常都會準備起司，所以請務必點些起司來吃。也可以點**牛肉乾或魚肉香腸**。

希望大家注意的是，不要因為「蛋白質＝肉」這種想法，就吃太多炸雞塊或串炸※。這些食物確實含有豐富的蛋白質，但同時也會攝取大量脂質，所以會將身體直接推向代謝症候群！

最後在盡頭等待的就是糖尿病、高血壓或心肌梗塞等疾病。所以請選擇「高蛋白低卡路里」的下酒菜。

※譯註：以竹籤穿過各種蔬菜、肉類或海鮮後，於外層裹上麵衣，再放入鍋中油炸的日本平民料理。

對愛酒之人的身體而言，很溫和的「下酒菜」

毛豆

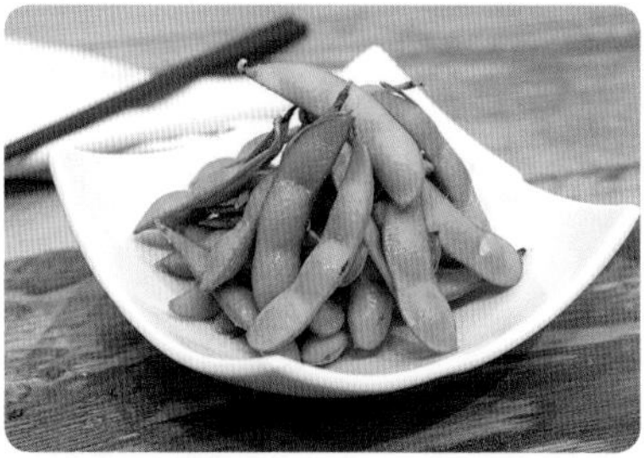

起司什錦拼盤

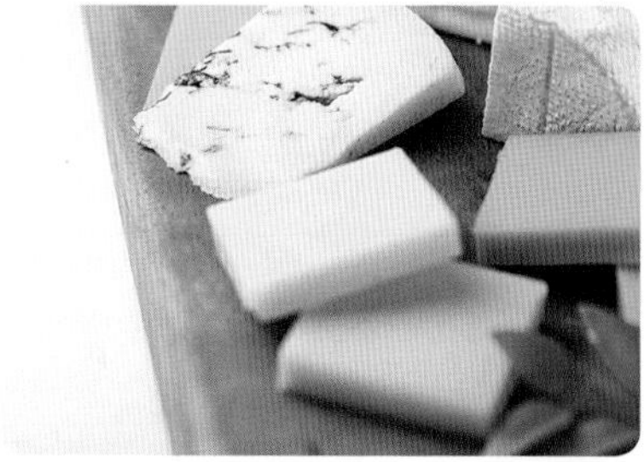

牛肉乾

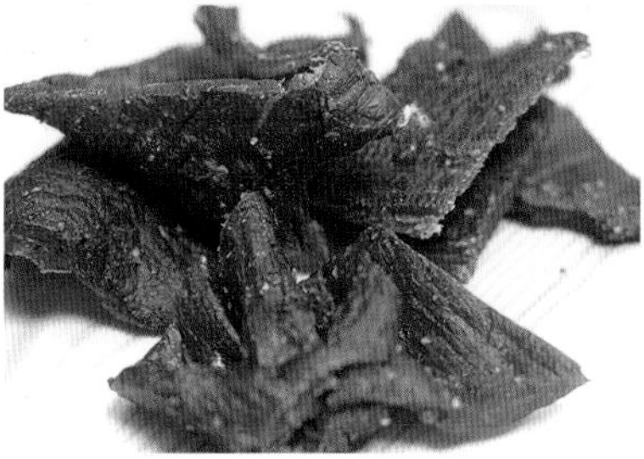

魚肉香腸

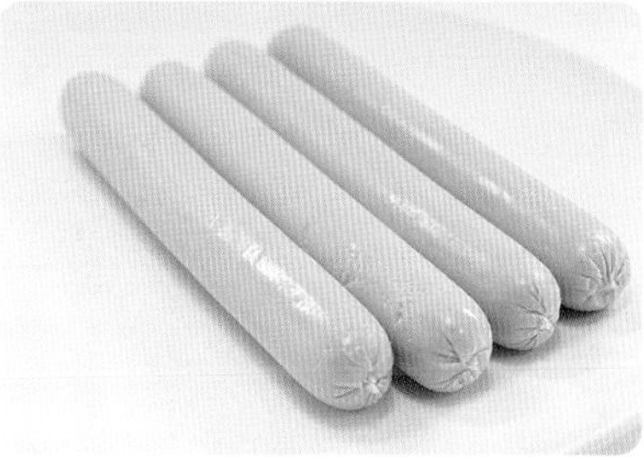

過度攝取 NG

▶ 串炸

▶ 炸雞塊 等等

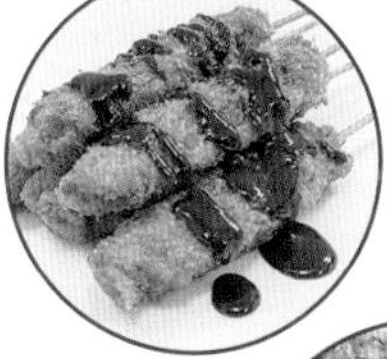

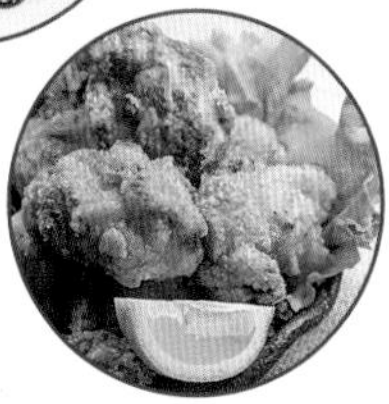

雖然含有蛋白質，
但也含有許多脂質！

啤酒和煎餃是「預防酒醉難受」的最強拍檔

酒精進入體內後會在肝臟代謝，直到排出體外為止，在各種階段都會用到維他命B。因此喝酒時，**下酒菜盡量有意識地攝取維他命B的話，就能幫助酒精代謝**。

含有大量維他命B群的食材代表是**豬肉**。不論哪一個部位，都含有豐富的維他命B群。此外，火腿和培根等豬肉加工品，也含有許多維他命B群。

大蒜也含有豐富的維他命B群。說到使用豬肉和大蒜的代表料理，那就是**煎餃**。啤酒和煎餃是酒和下酒菜的最強拍檔，從營養面來看，也可以說是完全對味的最佳拍檔。

蒜苗也很適合。如果有「**蒜苗**炒豬肉」這道料理，請務必點來享用。

魚類的話，**鰻魚**絕對是第一名的選擇。以蒲燒※作為下酒菜搭配啤酒或日本酒，雖說很奢侈但對健康而言也是很合適的選擇。如果要稍微便宜一點的，鰈魚、鮭魚或鰤魚也是能攝取到維他命B群的魚類。烤鰈魚、烤鮭魚、**煙燻鮭魚**、**照燒鰤魚**等料理，也是居酒屋可能會有的菜色。

※譯註：一種料理方式，切開魚肉並剔骨後，淋上醬汁再串在竹籤上燒烤，一般多用鰻魚去燒烤。

幫助酒精代謝的下酒菜

煎餃

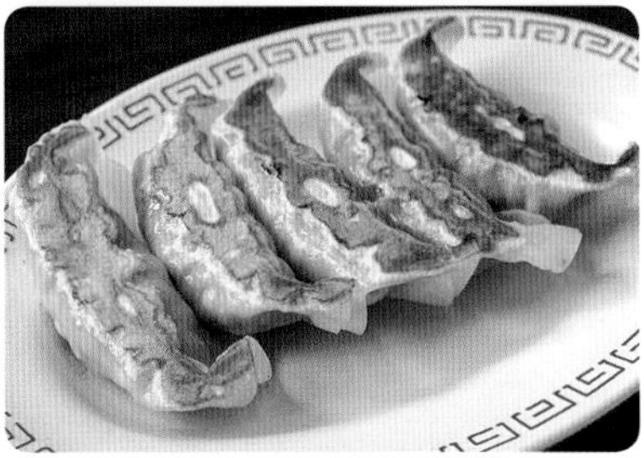

蒜苗炒豬肉

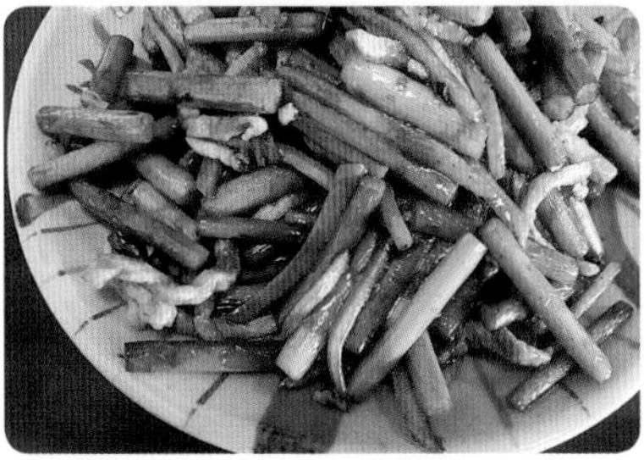

生火腿

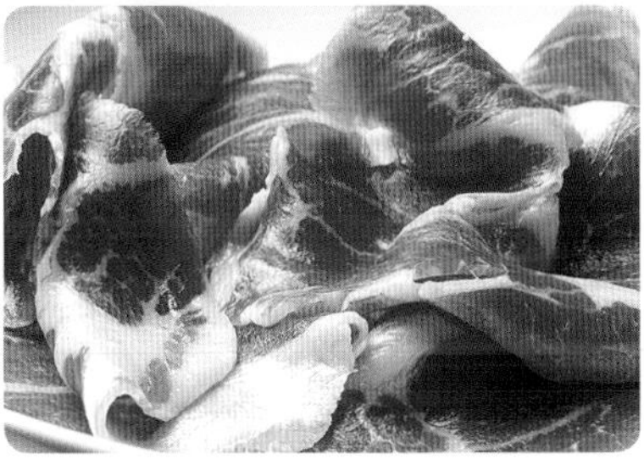

蒲燒鰻

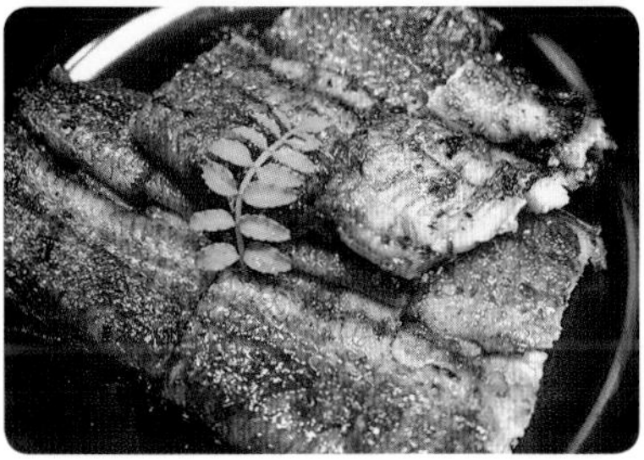

照燒鰤魚

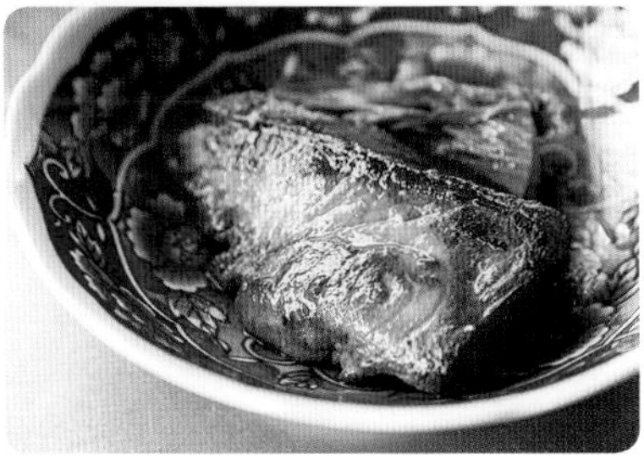

煙燻鮭魚

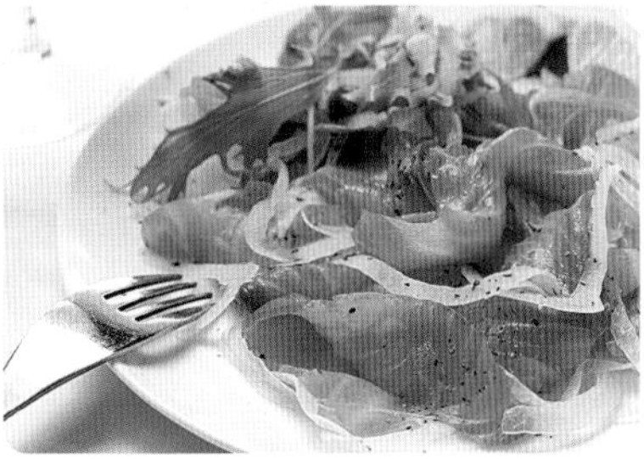

營養滿點，而且助於酒精代謝 將番茄作為下酒菜配酒吧！

在歐洲，甚至有「番茄紅了，醫生的臉就綠了」這種傳言，番茄是有名的對健康有益的食物。近年來，從研究中已能清楚瞭解**番茄對酒精代謝也很有效果**。

研究是要調查將4罐番茄汁和甲類燒酎※一起飲用時，以及飲用相同分量的燒酎和水時，兩者的血中酒精濃度結果。飲用番茄汁時，**血中酒精濃度會降低3成左右**。此外，調查體內酒精消失時間的話，飲用番茄汁時，也會比未飲用時提早50分鐘左右。

結論就是，喝酒時如果攝取番茄的話，就能抑制體內酒精濃度急遽上升，**所以會減緩酒醉，不容易酒醉難受**。

參加宴會時，也可以將番茄汁作為酒後水，或是在燒酎中兌入番茄汁。要吃下酒菜時，點冰釀番茄或番茄莫札瑞拉起司沙拉也是很合適的選擇。番茄的番茄紅素很耐熱，所以也很推薦番茄燉牛肚等料理。

※譯註：指利用連續式蒸餾機製成的蒸餾酒，酒精濃度在36度以下。

番茄預防酒醉難受、宿醉的效果

有無攝取番茄而導致的血中酒精濃度變化

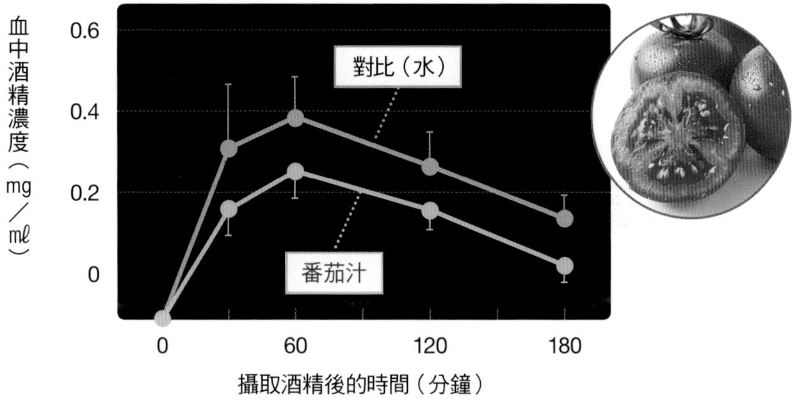

攝取番茄後酒精的消失時間

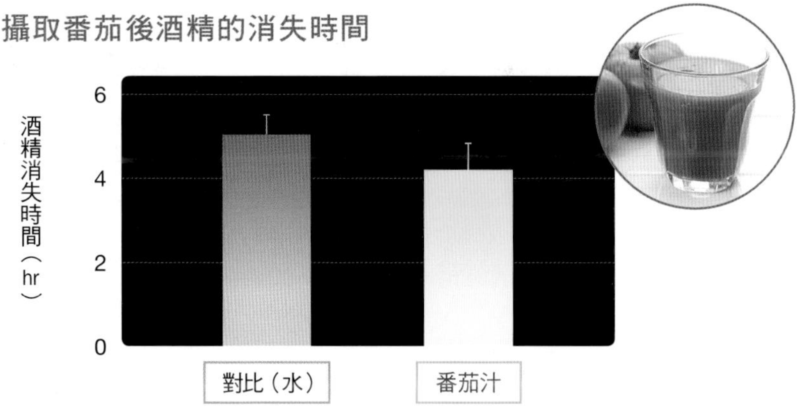

出處：朝日集團和可果美共同進行的研究

有飲用番茄汁時，血中酒精濃度比較不會變高。
而且酒精從體內消失的時間也會提早。

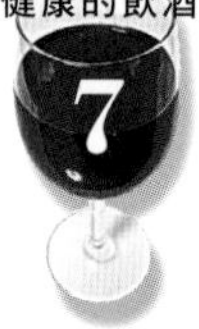

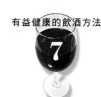

7

斟酒大戰是會使酒成為毒藥的飲酒方法，透過自斟自飲維持自己的速度！

在招待客人等場合時，會到處說：「請喝請喝」，並展開「斟酒大戰」，但我認為這是**擾亂別人喝酒速度的壞習慣**。

被斟酒的那一方，必須將杯中留下的酒喝光，所以**無法用自己的速度去喝酒**。對方一杯接一杯地倒酒，因此有時就算覺得「開始醉了，要稍微暫停喝酒」，也必須繼續喝下去。此外，很多人各自拿著酒瓶倒酒，**所以會不知道自己喝下去的酒的總量是多少**。也經常發生超過自己的酒精容許量這種情況。

舉例來說，如果是瓶裝啤酒，就每個人各點1瓶，自己斟酒小口小口地喝吧。不知道為什麼日本會興起「自斟自飲很寂寞」這種風潮，但是真正的愛酒之人，是屬於自斟自飲派。**自己想喝酒時，就倒入想喝的分量再喝下去**。因為他們知道這是最美味的飲酒方法。能夠維持自己的速度，所以既不會酒醉難受，對健康也有益處。點瓶裝啤酒時，擁有自己獨喝的1瓶啤酒，如果快要被別人倒酒時，就拿出拒絕的勇氣，告訴對方：「我是自斟自飲派。」

大家一起成為自斟自酌派吧

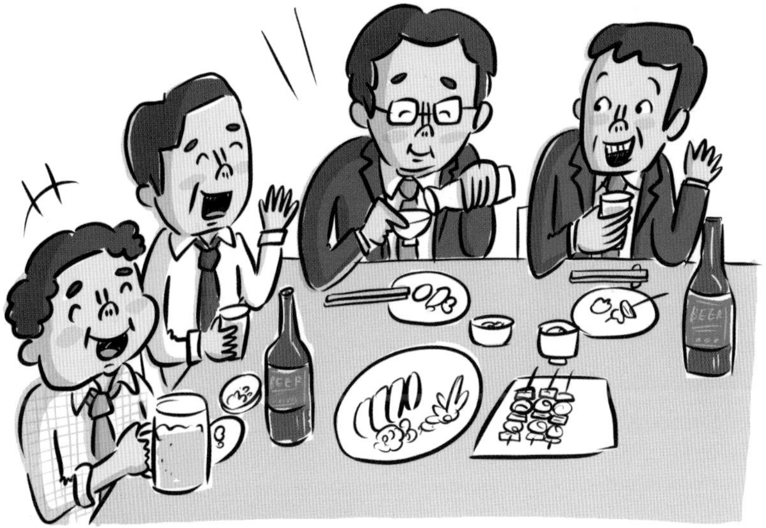

每次點酒都各自點1瓶
（1杯）自己喜歡的酒

可以自己管理喝下
的酒量

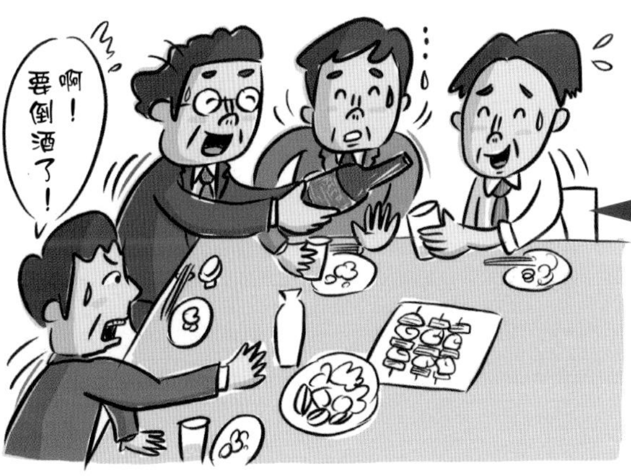

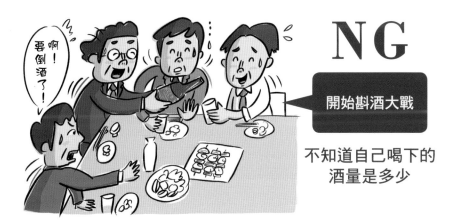

NG

開始斟酒大戰

不知道自己喝下的
酒量是多少

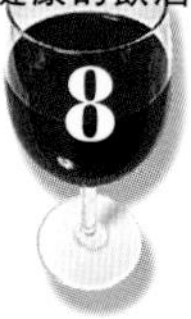

8 「喝到飽套餐的混酒」是會使酒成為毒藥的飲用方法

喝完啤酒喝燒酎、喝完葡萄酒再喝日本酒……在宴會時飲用各式各樣的酒稱為「混酒」。也經常有人如此說道：「昨天混酒喝，所以宿醉了。」但是，**雖說是混酒喝，也未必會酒醉難受或宿醉**。

造成酒醉難受或宿醉的主要因素，是喝下去的酒精總量和吸收速度。不論是喝了好幾種酒，還是只喝1種酒，即便吸收速度有些微差距，只要酒精量相同，基本上醉法都是一樣的。

在料亭※用餐時，會出現下述情況，先用啤酒碰杯，再喝日本酒，因為有珍貴的葡萄酒，就開葡萄酒來喝，但這不叫做「混酒」。只是「享受各種不同的酒類」。所謂的「混酒」，是喝酒聚會的環境本身呈現出混酒的氛圍。換句話說，這並不是冷靜聰明的飲酒方法。在居酒屋隨著當時反應點了各種酒類，一杯接一杯地喝下去，最後不知道喝了多少酒，**所以不小心喝過頭，就會造成酒醉難受和宿醉**。

※譯註：高級日本料理餐廳。

混酒會令人酒醉難受？

假的！

＼沒有醫學根據／

▶ 是否會出現酒醉難受、宿醉的情況，是取決於攝取的酒精總量，並非由飲酒的種類數量來決定。

混酒導致宿醉是因為……

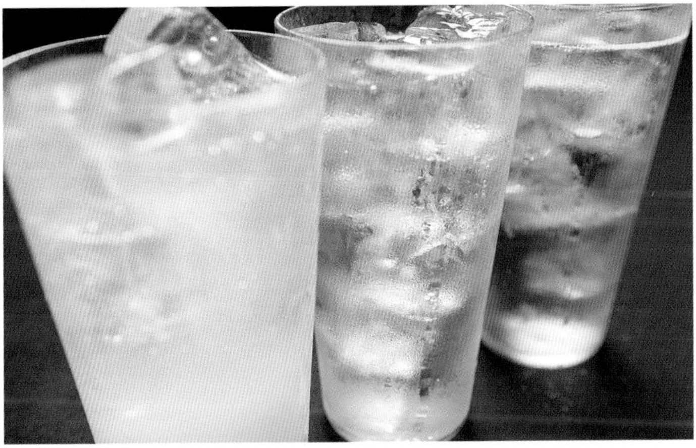

宴會本身呈現「混酒」的氛圍，
不知道自己喝下去的量是多少，
所以出現酒醉難受、宿醉的情況！

9

不要被酒的謊言欺騙！要懷疑「酒後的空腹感」

深夜的拉麵店，擠滿尋找酒後結尾食物而湧入的客人。在宴會上痛快地吃吃喝喝之後，為什麼還會想要吃拉麵？

第一個理由就是，喝酒後感覺就會麻痺，所以吃吃喝喝結束後，**卻沒有飽足感**。此外，平常為了健康著想，**忍著不吃拉麵的人，會因為喝酒而擺脫壓抑**，產生「今天這種情況可以吃吧？」的心情。而且，在公司大家一起喝酒後，也會出現**「上司一開口說：『去拉麵店吧！』就很難拒絕」**這種情況吧。

據說作為酒後結尾食物的拉麵，味道濃厚的比清淡口味的還要更受歡迎。這是因為喝酒後，「舌頭＝味覺」也會麻痺的緣故，所以喝醉時，口味淡的食物無法令人滿足。也曾聽過一種說法，那就是深夜營業的拉麵店，會做出比白天營業時還要重口味的拉麵。

吃吃喝喝之後，如果用來結尾的食物是碳水化合物，就會成為邁向肥胖和疾病的捷徑。就算覺得「好想吃」，也要告訴自己：「只是感覺麻痺了」，**迅速回家，這樣就能維持健康的身體**。

盡量不要吃酒後結尾的餐點

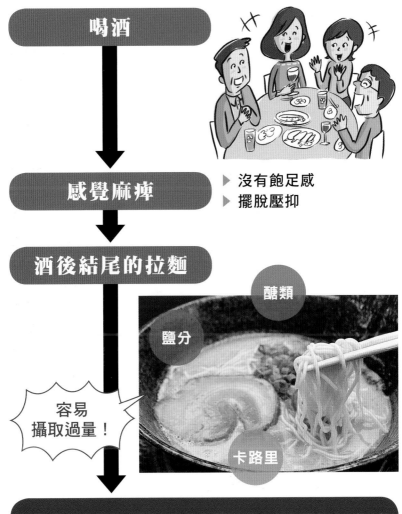

喝酒

↓

感覺麻痺

▶ 沒有飽足感
▶ 擺脫壓抑

↓

酒後結尾的拉麵

容易攝取過量！

↓

罹患代謝症候群、糖尿病、血脂異常、高血壓的主要因素

有益健康的飲酒方法

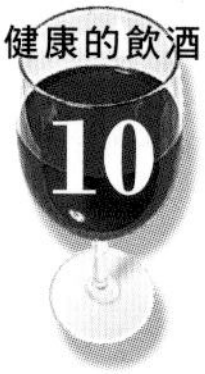

即使喝酒後也能做到！預防宿醉的要訣

即便在宴會後，也有避免宿醉的方法。首先，就是**補充宴會上無法攝取的營養**。如果蔬菜很少的話，就吃沙拉；蛋白質不足的話，就吃起司，可以在便利商店等店家購買。請選擇卡路里不太高的食物。另外，為了避免變成脫水狀態，也別忘了**補充酒精之外的水分**。

在家裡的話，不要泡澡，可以淋浴解決或是隔天早上再洗澡。無論如何都想要在浴缸泡澡時，熱水澡是NG的。和泡三溫暖一樣，酒精沒有消散，只有水分會流失，脫水狀態就會更嚴重。如果要泡澡的話，要用溫水。但是，這樣做可能會被睡魔襲擊，不小心在浴缸睡著，所以這一點要十分注意。

如果喝完酒到入睡前的這段時間很短暫，就容易罹患生活習慣病，所以要多加注意。尤其是以碳水化合物做為酒後的結尾食物，又在1小時內入睡的話，就會造成肥胖。保留充足時間結束宴會，在回程時喝1杯咖啡，至少轉換個心情再回家，我認為對身體而言，這是很溫和的飲酒方法。

防止宴會後宿醉的行為

攝取在宴會上無法攝取的營養

▶ 在宴會上不知不覺地喝下太多酒，容易營養失衡

覺得蔬菜不夠的話

沙拉

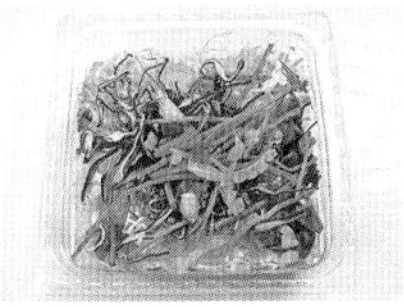

覺得沒怎麼吃到肉類和魚類的話

起司

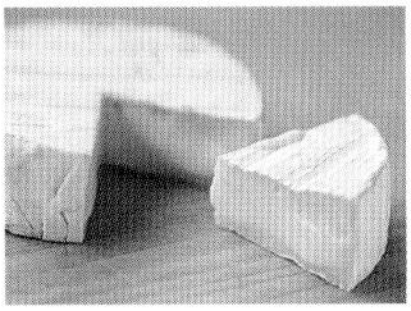

／ 盡量選擇卡路里不高的食物 ＼

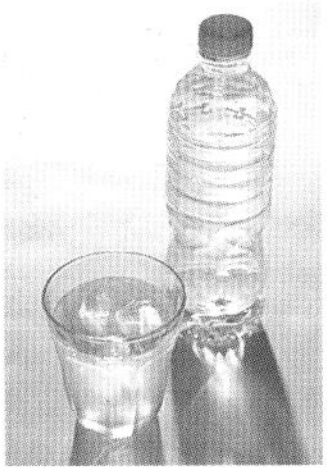

防止脫水狀態

▶ 因酒精造成的利尿作用等情況，容易形成脫水狀態

喝水

NG

▶ 泡熱水澡或泡三溫暖

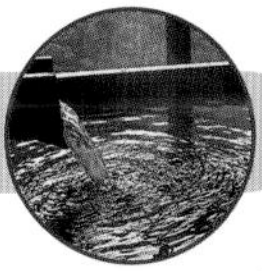

水分會流失，而且會變成脫水狀態

▶ 吃碳水化合物

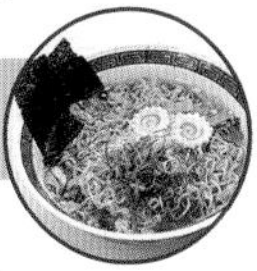

睡覺前攝取碳水化合物，是罹患生活習慣病的原因

薑黃是良藥還是毒藥因人而異

堪稱當今愛酒之人必備項目的薑黃系列營養補充品。也有人提出：「在宴會前飲用就不會酒醉難受」、「即使在喝了酒的隔天，宿醉也會很快治好」這種意見。

薑黃是薑科薑黃屬多年生草本植物，原產地是印度。咖哩的黃色就是源自於薑黃的薑黃素這種成分，所以印度和薑黃有很密切的關係。在印度以外的地區，也一直將薑黃當作中藥材使用，但近年來，因薑黃素能「提高肝功能」，以及擁有「使乙醛不易殘留在體內的效果」，便將其做成營養補充品。

然而，幾年前曾發表過一個研究，指出攝取薑黃會引發肝功能障礙。以此為契機，在醫師之間也產生一個認知，那就是最好還是要注意薑黃的攝取情況。

最好還是要注意薑黃的攝取情況，是指那些有脂肪肝等肝臟問題的人。有這種症狀的人，要和家庭醫生進行討論。沒有健康問題的人，就不用太在意。不過如果覺得「我有服用薑黃，所以沒問題」，反覆大量飲酒的話，不久肝臟就會叫苦吧。

有肝損傷問題的人必須特別注意

民間偏方或健康食品造成肝損傷的起因藥物

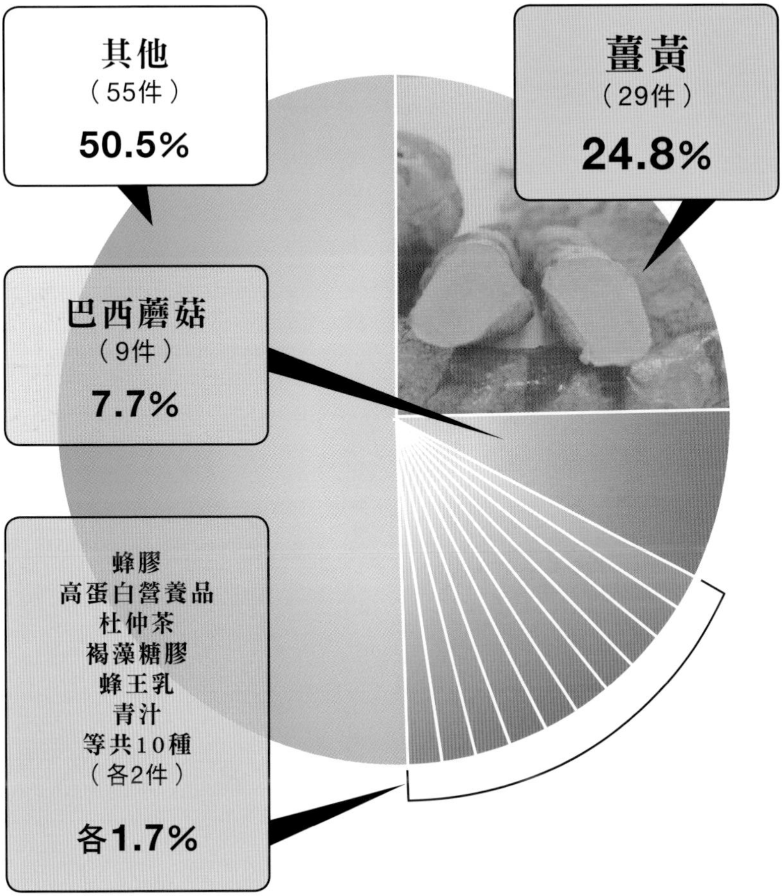

薑黃占了1/4。原本有肝損傷問題的人，要服用薑黃時，請先和家庭醫師討論。

出處：恩地　森一　等人「肝臟」2005. 46（3）：142-148

貝類味噌湯是宿醉的特效藥

即使無意中採取會造成宿醉那種，使酒成為毒藥的飲用方法，也有恢復的方法。如同P.38解說的那樣，宿醉是酒精分解時產生的「乙醛」搞鬼所引起的。為了使乙醛進一步分解，需要有水分，所以**想要緩解宿醉時，就要專心補充水分**。一定要飲用酒精之外的飲料。此外，**鹽分也會**因為酒精的利尿作用，**和尿液一起排出體外**，所以也必須攝取適當的鹽分。而且因為想使腸胃休息，因此溫熱食物是很合適的選擇。說到能攝取到水分和鹽分的溫熱食物，那就是日本料理的代表「味噌湯」。

市面上有販賣以「宿醉時的好選擇就是蜆」為宣傳口號的商品，這是正確解答。蜆所含有的**「烏胺酸」這種成分，具有分解乙醛的功效**。其他像是**含有強化肝臟解毒作用的「牛磺酸」的海瓜子、蛤蠣、牡蠣也都很有效果**。這些都不是生干貝，所以它們的內臟具有解毒效果。和喝酒前吃貝類相比，喝酒後再吃、甚至隔天再吃會更有效果。

宿醉時，貝類能發揮緩解效果

烏胺酸和牛磺酸會分解乙醛。

蜆

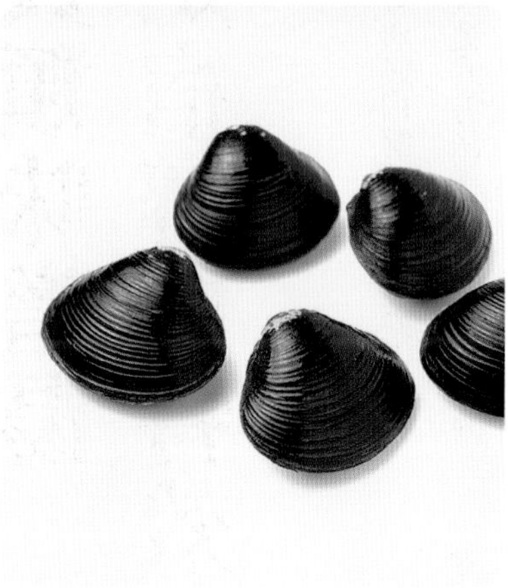

海瓜子

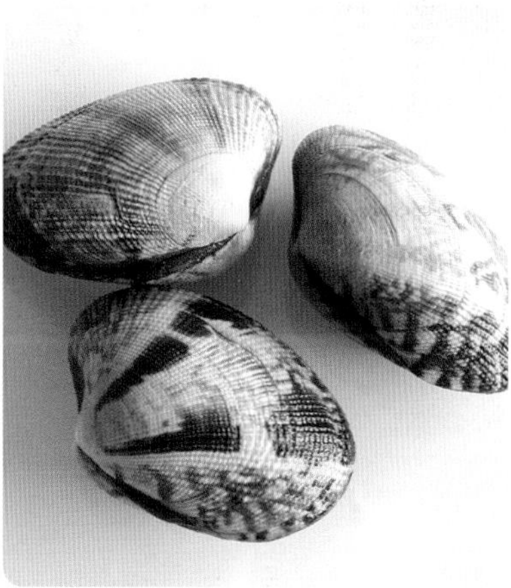

牡蠣

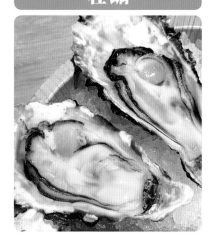

蛤蠣

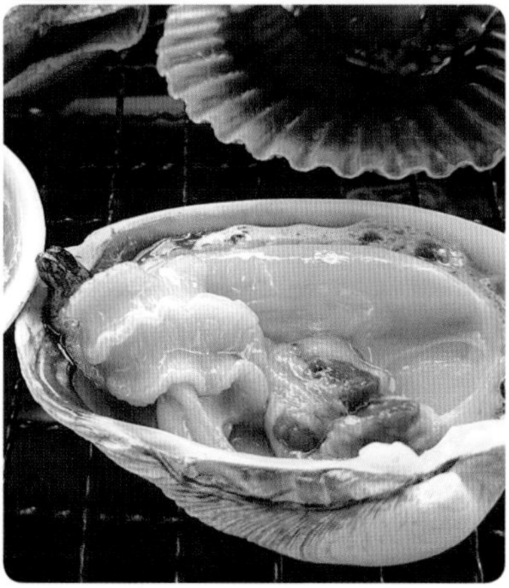

有益健康的飲酒方法

13

如果一天喝500㎖以內的啤酒，就沒有必要安排休肝日

「為了健康著想，請安排休肝日。」到處都會聽到這種說法。但是，我認為**只要適量的話，就不用安排休肝日，可以每天都喝酒**。這裡所說的適量，是根據厚生勞動省的指標（一天純酒精20 g）而來的，並非P.48所說的，根據個人情況而有所不同的飲用分量。

那麼，為什麼會出現「休肝日」這個詞彙？有一個說法是醫師和患者如下方這樣一來一往的對話就是休肝日的起源。即便醫師向肝臟不好的患者建議：「戒酒吧！」患者也會表示：「我一定戒不掉。」於是醫師又問道：「如果每周戒酒1次的話，你可以忍耐嗎？」患者便回答：「這樣的話，好像可以忍耐。」愛酒之人可以忍耐不喝酒，但極限是1天。

雖然不需要休肝日，**但為了健康飲酒，也要留心營養方面的問題**。像是由米釀造的日本酒，或是由葡萄釀造的葡萄酒，在飲用這些釀造酒時，要減少醣類（碳水化合物）的攝取。相反地，燒酎或Spirits這種蒸餾酒，因為酒本身沒有營養，所以要有意識地攝取碳水化合物和維他命。我最喜歡的方式，就是喝燒酎搭配有鹽巴調味的小飯糰。

利用下酒菜完美補充營養

釀造酒

酒本身含有醣類。

例 啤酒
日本酒
葡萄酒
蘋果酒 等等

要減少攝取
碳水化合物
（米飯、麵和麵包）

蒸餾酒

酒本身沒有營養。

例 燒酎、泡盛
威士忌、琴酒
Spirits
白蘭地 等等

要有意識地攝取
碳水化合物
（米飯、麵和麵包）和
維他命
（蔬菜和水果）

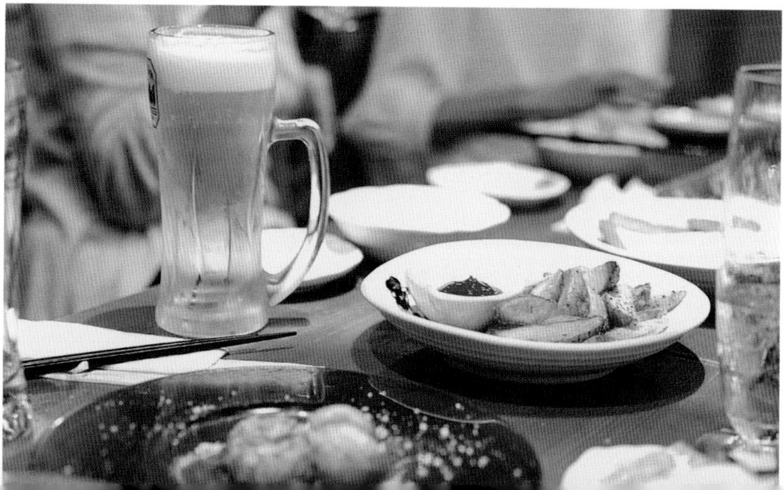

14 臨睡前喝酒，對身體而言是一種「毒害」

根據某項研究的調查，詢問包含日本在內的10個國家的人民：「失眠時怎麼辦？」這個問題後，據說日本人回答：「喝酒」的比例占絕大多數，接近30％。其他國家的人民大多回答：「去醫院就診」、「減少攝取咖啡因」等答案，聽說甚至連德國和比利時這些啤酒大國，回答：「喝酒」的情況也比日本少。

不過，臨睡前喝酒這種做法是無法推薦給大家的。酒精一進入體內，大約經過1小時後，腦部感覺就會慢慢麻痺。如此一來，就會迷迷糊糊地想睡覺。然而，**大約經過3小時後，這個效果就會變弱，接著就會慢慢出現清醒效果**。所以臨睡前喝酒的話，雖然容易入睡，但是過了數小時後，一定會醒過來。而且會因為酒精的利尿作用跑廁所、因為脫水作用，覺得口渴要喝水。在做了各種行動的過程中清醒過來，**接著就會睡不著**。

此外，如果養成臨睡前喝酒的習慣，**也可能罹患酒精依存症**。失眠時，去醫院就診、請醫師開安眠藥處方箋，副作用可以說是比較少的。

失眠時喝酒的只有日本人？!

「失眠時怎麼辦？」的各國比較（可複選）

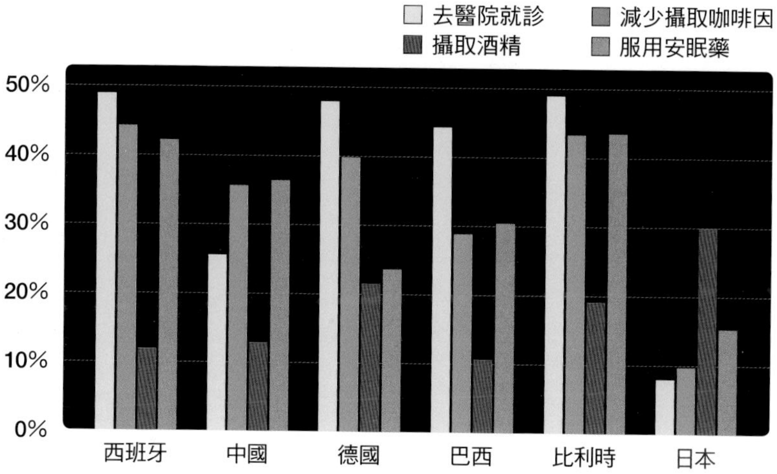

出處：以10個國家、35327人為對象的SLE-EP（SLEep EPodemiological）Survey資料

相對於其他國家人民大多回答：「去醫院就診」，日本有許多人回答：「攝取酒精」。

臨睡前喝酒對睡眠造成的不良影響

- ▶ 睡眠後半段會醒過來
- ▶ 很難獲得深層睡眠
- ▶ 漸漸變得難以入睡
- ▶ 容易感到疲勞
- ▶ 可能會出現睡眠呼吸中止症

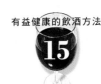

秋津流派／如何在家健康喝葡萄酒

我最喜歡的酒類是葡萄酒。葡萄酒1瓶750ml的容量是世界標準。最近使用螺旋瓶蓋的葡萄酒也越來越多，但主流還是使用軟木塞瓶蓋。葡萄酒很脆弱，所以開封隔天就會氧化、味道和香氣都會改變。經常發生「可是1瓶又喝不完……要怎麼辦？」的情況對吧？

所以，我要告訴大家我想出來的方法。請準備比750ml還少，容量是350ml或200ml的寶特瓶。接下來，在開封葡萄酒之前，先決定「今天就喝這些」的分量。如果要喝一半左右，**打開葡萄酒後就立刻倒入350ml的寶特瓶內**。將葡萄酒倒到接近瓶口的位置，馬上蓋上瓶蓋。因為葡萄酒氧化後品質就會變差，所以**最重要的就是盡量避免接觸空氣**。維持這個狀態的話，葡萄酒就能在冰箱美味保存1周左右。如果準備數種容量不同的容器，**就可以依照想喝的分量隨意保存**，所以非常方便。

關鍵就是開封後，立刻在開始飲用前分裝好。因為就算稍後想要留下一些葡萄酒，只要一開始喝，就一定會忍不住喝太多。

不過量飲用葡萄酒的方法

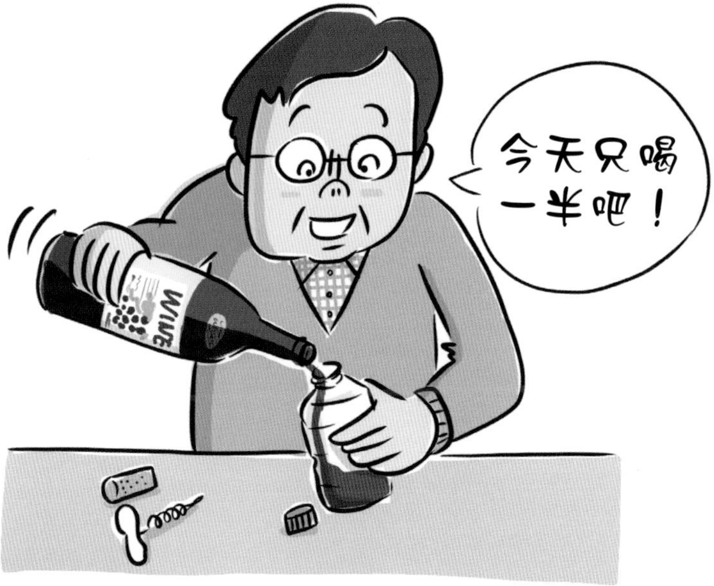

關鍵

開始飲用前，先將葡萄酒倒入容量350㎖的空寶特瓶內

- 開始飲用前，先將葡萄酒裝到別的容器
- 盡量避免接觸空氣，將葡萄酒倒到接近瓶口的位置
- 倒完後馬上蓋上瓶蓋

要打消「好浪費，所以還是喝掉吧」這種想法，
就準備容量不同的寶特瓶，
自己調整想喝的分量吧。

16

秋津流派／如何在家健康喝啤酒

罐裝啤酒一打開後，碳酸就會不斷揮發，所以無法保存下來。只能喝完或是丟掉對吧？泡完澡想要喝一口時，一打開５００ml的啤酒，就會覺得可能喝不完，這樣很浪費而有所顧忌。但還是很想喝，喝酒讓人心裡很矛盾。

要解決這個問題，**就準備數種罐裝啤酒吧**。我經常準備好１３５ml、２５０ml、３５０ml或５００ml的罐裝啤酒。遇到「今天晚餐吃煎餃」這種情況時，就毫不猶豫地打開５００ml的啤酒，如果是泡完澡的情況，用１３５ml的啤酒潤潤喉就夠了。３５０ml的啤酒喝不夠時，如果再打開３５０ml的啤酒，就會出現「果然還是喝不完」的情況。不過，喝不夠而煩惱接下來的分量時，只要打開１３５ml或２５０ml的啤酒就可以解決了。

打開５００ml的啤酒喝不完時，會產生「雖然不想喝，但這樣很浪費」的想法，便將啤酒喝光，**但這是對身體最不利的做法**。小罐裝雖然以質量來說價錢較貴，但是比起丟掉、覺得「傷腦筋」而喝掉，選擇小罐裝**對酒比較不會失禮**，而且對身體也比較好。

儲存容量不同的罐裝啤酒吧

- 500mℓ
- 350mℓ
- 250mℓ
- 135mℓ

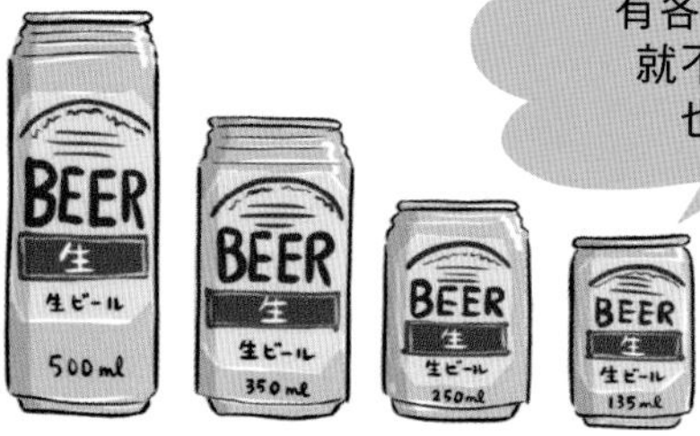

有各種容量的話，
就不會喝太多，
也不會浪費

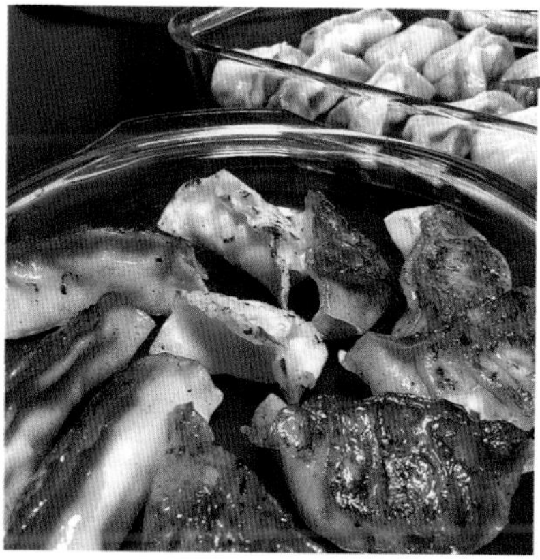

今天要舉辦
煎餃派對

＼ 來喝很多酒吧！ ／

喝不夠。但是500mℓ的
喝不完……

➡ 這時候就選擇 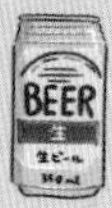 or 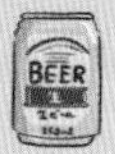

350mℓ 250mℓ

泡澡後
噗咻！打開啤酒！

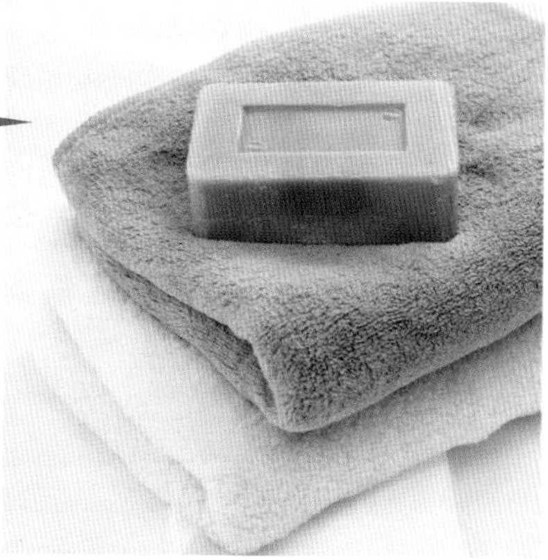

＼ 選350mℓ的話太多了 ／

➡ 這時候就選擇 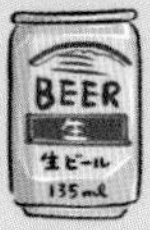 135mℓ

每天喝2～3杯咖啡就能協助肝臟運作

日本防衛醫科大學的醫師整理、分析2500名自衛官的γ-GTP數值後，得知攝取2瓶左右啤酒酒精量的人的γ-GTP數值的相關資訊，那就是每天喝咖啡的人，和幾乎不喝咖啡的人相比之下，數值平均低了10單位以上。在P.54已經提過，這個γ-GTP數值是必須在意的肝功能數值，尤其是喝酒的人。換句話說，**咖啡會抑制酒精造成的肝功能降低情況**。

掌握提高肝功能關鍵的，就是咖啡所含的一種名為**「綠原酸」**的多酚。綠原酸還有一個別名是「咖啡多酚」，咖啡中有5～10%為綠原酸，含量比咖啡因還多很多。**咖啡帶有的褐色、苦味等特徵**，就是源自於綠原酸。

要攝取大量綠原酸時，和即溶咖啡相比的話，會比較推薦滴濾式咖啡。而且和深焙咖啡豆相比，以淺焙咖啡豆沖泡的咖啡含有更多綠原酸。但是飲用過量的話，也會對胃部造成負擔，所以每天喝2～3杯就好。

喝咖啡的話，γ－GTP數值就會下降

攝取酒精時的γ－GTP數值變化

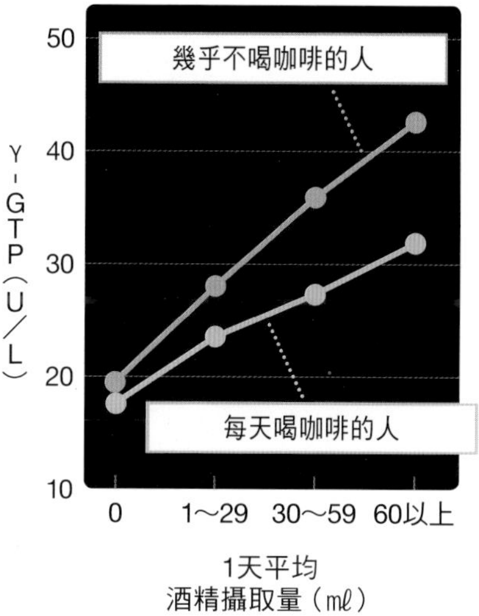

出處：自衛官健康調查1986-1992年、
Am J Epidemiol.1994;139:723-7

每天喝咖啡的人，γ－GTP數值的上升率有降低傾向。

因咖啡攝取量差異所產生的γ－GTP數值變化

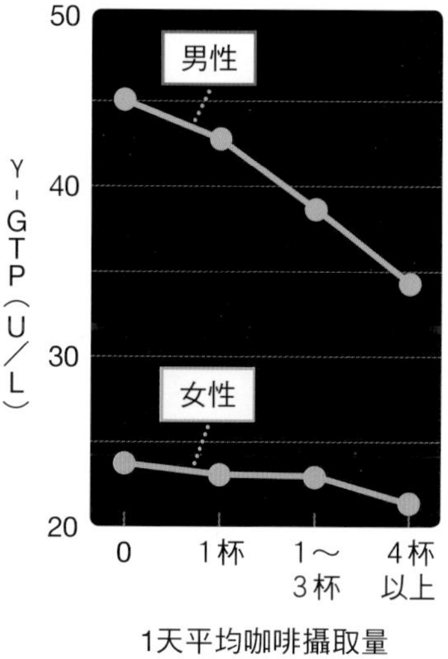

出處：九州大學福岡追蹤性研究、
基礎調查2004-2007年、
Scand J Chin Lab Inv 2010;70:171-9

咖啡攝取量越多，γ－GTP數值就有越降低的傾向。

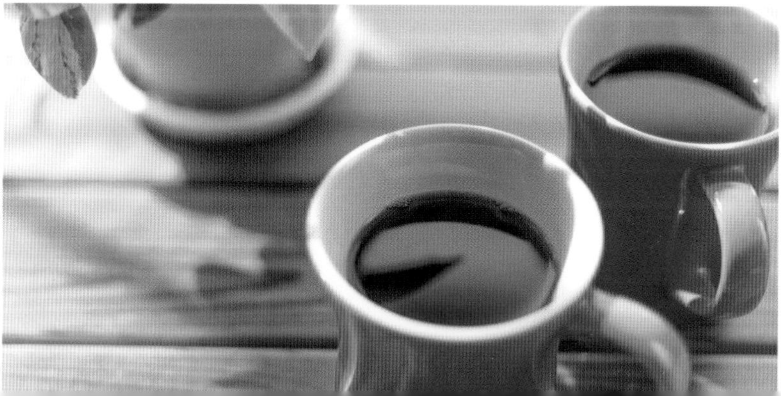

COLUMN

以酒交流
對身體有害

職場的酒局或是設宴招待客戶的情況，稱為「以酒交流※」，在順利推進工作這方面，曾有過備受重視的時代。老實說，這是非常陳舊的觀念！我的一貫主張就是「酒要和工作分開」。

進行開心交談並享用美味餐點，在這當中存在著酒精，所以對身體而言也很有益處。另外，一邊在意上司的感受，同時一如往常地和每天碰面的同事，進行與工作有關的不開心談話，而且其實很想回家卻還要喝酒，沒有比上述內容還要有害身體健康的情況了。即使在料亭享用高級料理，喝1瓶3萬日圓的葡萄酒，但因為招待本身就是不開心的事情，所以對身體是有害的。

基本上，不要因為人情而喝酒。如果因為工作關係無法每次都拒絕，就2次中拒絕1次。要喝酒時，和工作之外的成員一起喝吧。據說最近的年輕人，有拒絕公司舉辦的酒局之傾向，我認為這是非常好的現象。

※譯註：日文說法為「飲み二ケーション」，是由「飲む（喝）」加上「コミュニケーション（交流）」所組成的單字）。

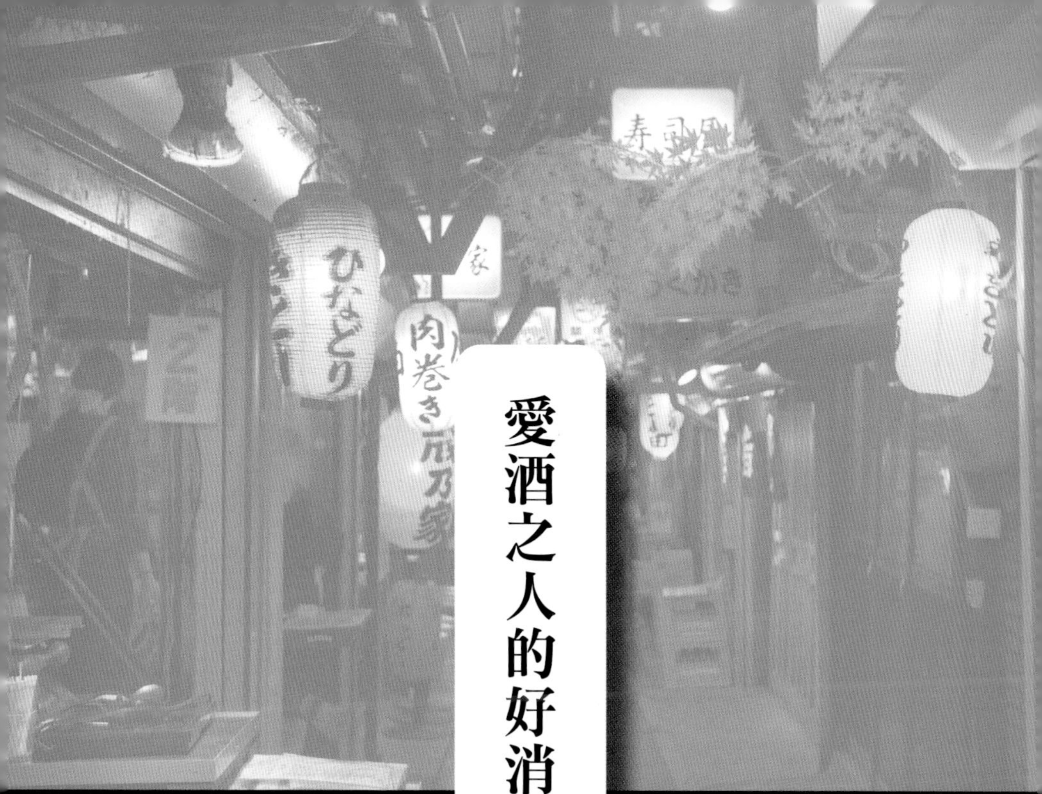

愛酒之人的好消息！

PART 3 最新科學證明的酒的健康效果

酒的健康效果 1

酒精會增加好膽固醇！

喝酒和抽菸，經常一起被視為問題，但兩者對血管或心臟產生的作用可說是完全不同。

香菸會促進動脈硬化。調查抽菸者和非抽菸者的血管硬化程度後，明確出現「抽菸者血管硬化情況比較嚴重」的結果。此外，香菸所含的尼古丁和一氧化碳等有毒物質會使血管氧化生鏽。

根據在美國所進行的，調查循環器官疾病原因的Framingham心臟研究，可以知道抽菸者罹患缺血性心臟病或心肌梗塞的危險性，是非抽菸者的2～3倍。而且據說突然死亡的情況也多達5～10倍。

另一方面，**酒可以預防動脈硬化**。酒精會增加高密度脂蛋白膽固醇（好膽固醇），對「凝血系統」產生作用，所以血液不容易凝固，罹患腦梗塞和心肌梗塞的風險會變低。一般認為**香菸「有百害而無一利」**，**酒則是「百藥之長」**，在醫學上這也是正確的說法。

但是，持續大量飲酒的話，當然是不可行的。也極有可能造成動脈硬化加劇、血管生鏽的情況。

適量飲酒對身體有益

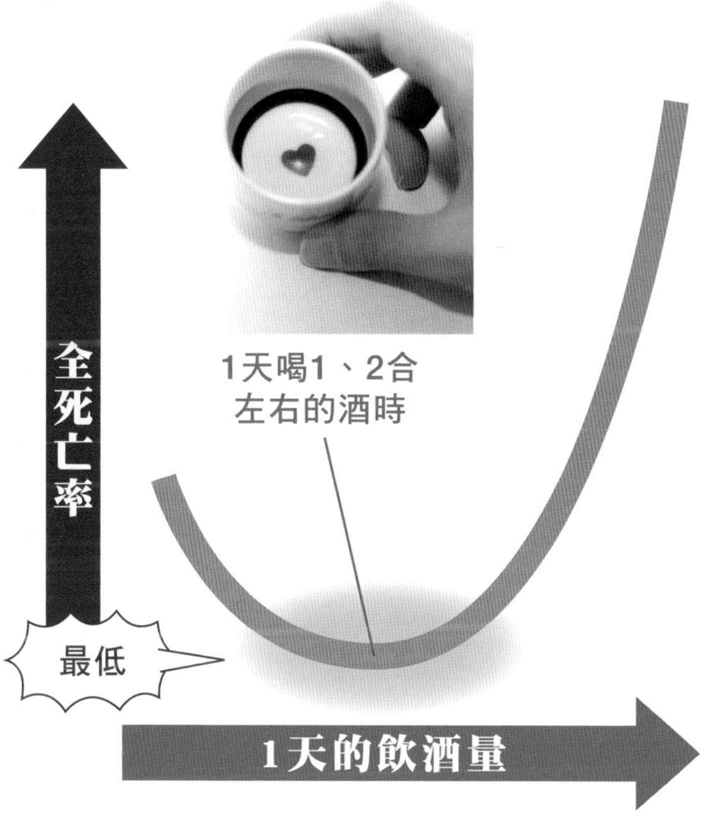

根據飲酒和死亡率的相關關係之調查結果，可以得知和完全不喝酒的人相比，喝酒喝到一定程度的人的死亡率會比較低，如果超過一定分量，飲酒量增加的話，死亡率就會急遽提高。這種情況稱為「J曲線效果」。

酒的健康效果 2

利用酒精提升血液循環！改善手腳冰冷、趕走肌肉疲勞

一般認為「手腳冰冷是萬病根源」。一提到「手腳冰冷」，雖然以前曾被視為是好發於女性身上的病症，但最近男性有手腳冰冷的情況也增加了。長期待在有空調的寒冷房間、長時間以相同姿勢面對電腦工作，也被視為原因之一。

為了暖和身體，利用酒精也是一個方法。一喝酒，身體就會開始變得很暖和對吧？這就是因為**酒精會使血管擴張，所以血液循環會變好。**

改善手腳冰冷，對身體而言全是好處。**會緩解肩膀痠痛和肌肉疲勞的情況，而且還能預防免疫力和代謝降低。**但是，超過適量範圍喝太多酒的話，就會有反效果，所以請多加注意。

不只是用喝的，從皮膚吸收的酒精也會發揮效果。據說以前就有**「泡酒浴有緩解肌肉的效果」**這種說法。酒浴使用的是日本酒，覺得直接使用很浪費時，也可以使用含有日本酒成分的入浴劑。泡酒浴能促進血液循環，而且日本酒當中的麴所含有的胺基酸功效，還能帶來美肌效果。

能發揮酒浴效果的浸泡方法

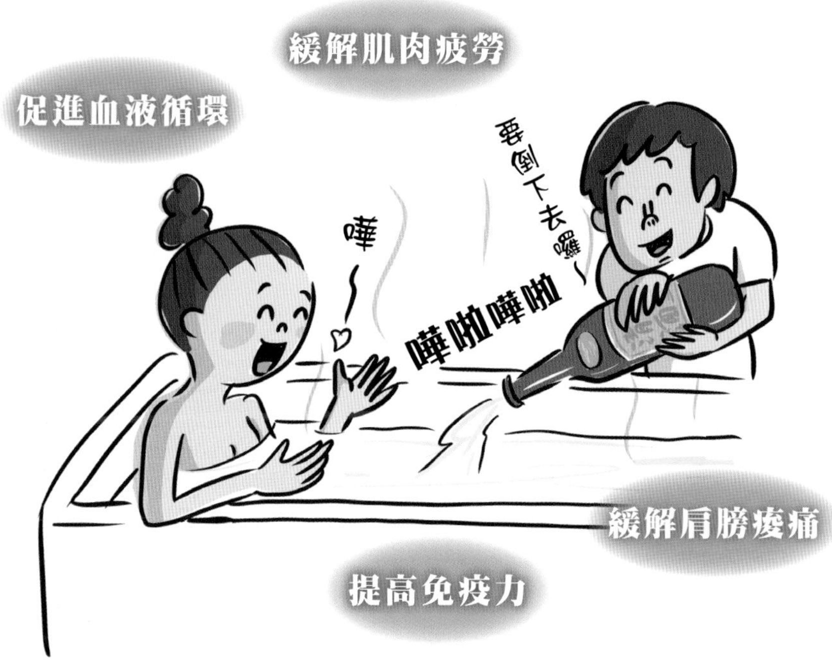
緩解肌肉疲勞
促進血液循環
要倒下去囉～
嘩～
嘩啦嘩啦
緩解肩膀痠痛
提高免疫力

- 熱水溫度要設在能讓副交感神經處於優勢，讓人放鬆的38～40℃
- 倒入1～2杯的日本酒
- 不要使用合成清酒，要用清酒
- 也可以使用含有日本酒的入浴劑

NG 喝酒後泡澡或是一邊喝酒一邊泡澡都非常危險！

酒的健康效果 3

利用啤酒使排便順暢！

從古代開始，啤酒就以重要營養來源之姿，被當成藥物般看待。據說在日本明治※1初期，藥局也有販售啤酒。在古代埃及金字塔的建築工地，啤酒也被稱為「液體麵包」，據說會在工地現場配給啤酒。如果沒有啤酒的話，說不定也不會有金字塔的存在。

啤酒有各種健康效果，但是和其他種類的酒精相比之下，必須特別寫出來的，就是啤酒的整腸作用。啤酒所含的「啤酒酵母」中，除了有胺基酸之外，還含有豐富的維他命B_1、B_2、泛酸和生物素等水溶性維他命。這些維他命**在腸內會成為乳酸菌的養分，腸內細菌會增殖。**其結果就是腸內的**善玉菌**※2**會增加，所以腸內環境會很乾淨，排便也會變順暢。**

啤酒酵母發酵結束後，通常大多以過濾或加熱處理來殺菌，最近流行的精釀啤酒，也經常看到直接活化酵母就進行包裝的產品。在意便祕的人，可以盡量選擇包裝有標示「無過濾」的產品。

※譯註 1：日本明治天皇在位期間所使用的年號，西元1868年10月23日～1912年7月30日）。

※譯註 2：對身體有益的菌。

利用啤酒酵母使腸道運動活躍

啤酒酵母

是釀造啤酒時所需的酵母，發酵時，會吸收麥芽所含的大量營養素

含有胺基酸、維他命B類、泛酸、生物素等物質

↓

成為乳酸菌的養分

↓

腸內細菌增殖

↓

善玉菌增加

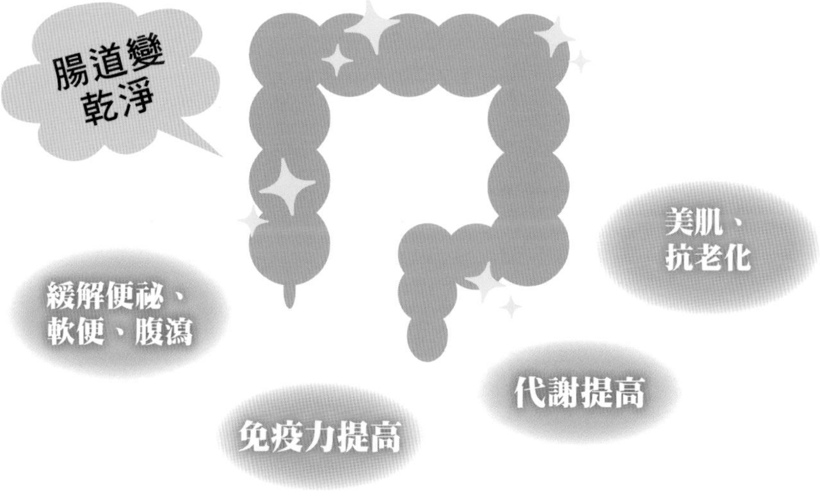
腸道變乾淨
美肌、抗老化
緩解便祕、軟便、腹瀉
代謝提高
免疫力提高

酒的健康效果 4

1杯中杯啤酒就能預防失智症、腦中風！

啤酒的苦味來自於啤酒花。啤酒花的成分中，含有「多酚」。這是植物為了保護自身的一種毒素，但多酚會對人類發揮有效作用，**能預防動脈硬化**、**具有抗氧化作用**。能讓血管年齡保持年輕，所以在失智症這方面，也能**預防腦血管性失智症**。

此外，啤酒花所含的「**植物雌激素**」這種物質，具有和女性荷爾蒙相似的作用。和男性相比，停經前的女性罹患腦梗塞和心肌梗塞的機率很低，據說就是因為女性荷爾蒙具有預防動脈硬化的作用。換句話說，一般認為攝取啤酒花，會有類似的預防動脈硬化功效。還能發揮女性荷爾蒙所擁有的預防骨質疏鬆症和肌膚老化的效果。

啤酒花含量越多，這些效果就越好，所以越苦的啤酒越好。說到種類，我會推薦大家IPA※。最近精釀啤酒店也越來越多，還可以在超市或便利商店買到罐裝IPA啤酒，所以請務必嘗試選擇這種啤酒。

※譯註：India Pale Ale，印度淡色艾爾啤酒。

啤酒花的效果

啤酒花所含的多酚對健康很有功效。

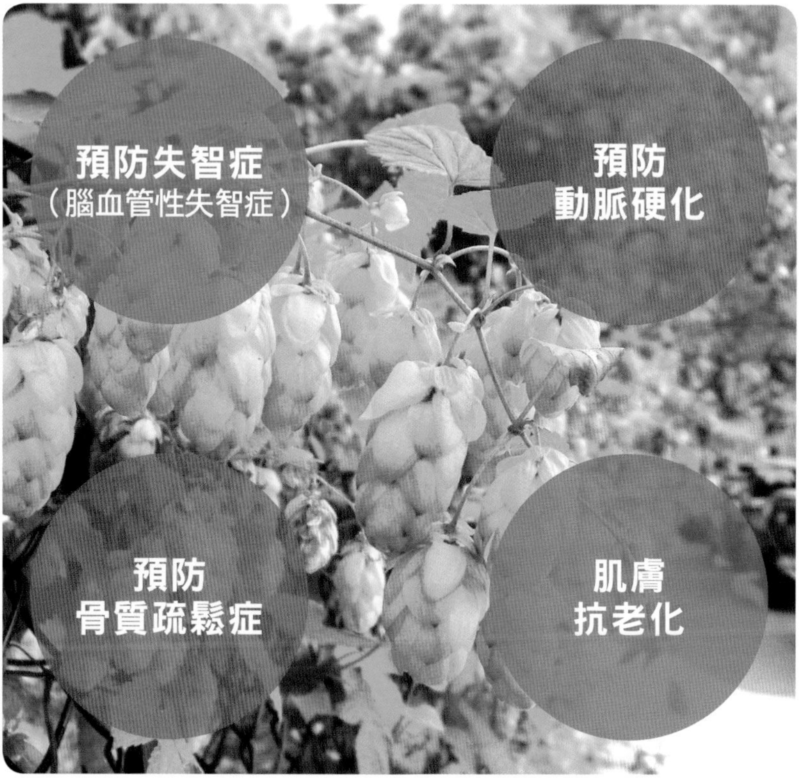
預防失智症
（腦血管性失智症）
預防
動脈硬化
預防
骨質疏鬆症
肌膚
抗老化

啤酒花＝苦味

↓

越苦的啤酒對身體越好！

酒的健康效果 5

紅酒能預防心臟病！

法國人除了抽菸率高之外，每個人的平均肉類消費量也是世界第一。飲酒量也是日本的60倍以上。儘管如此，和其他歐洲各國相比，因為心臟病致死的死亡率卻很低。這種情況稱為「法國悖論」。指的就是**過著容易罹患疾病的生活，卻沒有生病的情況**，其原因推測是法國人經常飲用的**紅酒中含有多酚的緣故**。

葡萄的多酚，大量儲存於果皮和籽當中。所以一般認為在紅酒當中，也是顏色越濃、澀味越強的紅酒，越有抗氧化作用。但是，飲用過量的話，對身體當然還是有害的。雖然法國人很少罹患心臟病，但其實有很多肝硬化患者。

有一個方法能讓喝剩的葡萄酒對健康產生幫助。在鍋中將紅酒熬煮到剩下二分之一或三分之一的分量，**製作紅酒「醬汁」**。因為加熱過，酒精分量會揮發，但是多酚很耐熱，所以會殘留下來。在料理中放入一點點醬汁、或是和蘇打水兌在一起，**也會和紅酒一樣，發揮預防心臟病的功效**。

紅酒能預防心臟病

心臟病致死的死亡率和脂肪攝取量的關係

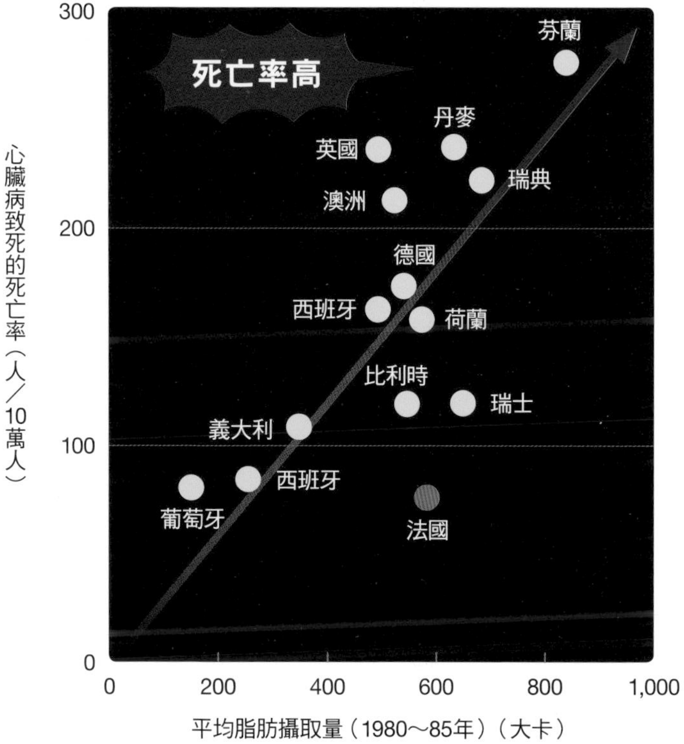

一般認為脂肪會造成動脈硬化，是罹患心臟病的起因。從圖表中可以得知相對於法國的脂肪攝取量，法國人因心臟病致死的死亡率是最低的。

＼ 這就是…… ／

因為法國人經常飲用紅酒

利用多酚的抗氧化作用預防血管老化！

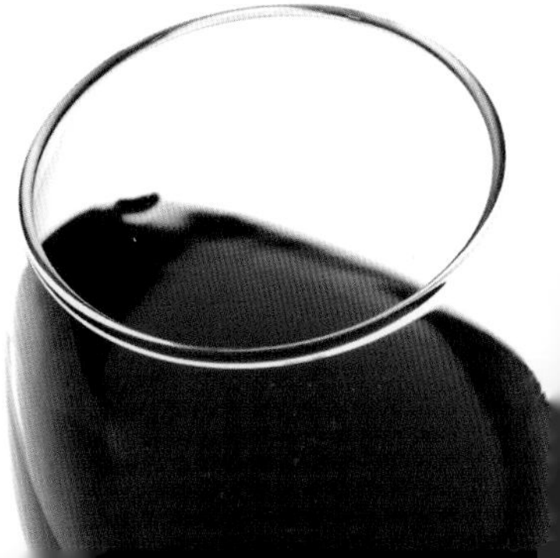

酒的健康效果 6

利用熟成葡萄酒的高分子胺基酸，產生雙重健康效果！

所謂的「年份酒（vintage wine）」，是指以熟成為目的，標示出釀造年份的葡萄酒，並非「老葡萄酒」之意。

葡萄酒在熟成過程中，胺基酸和多酚會黏在一起（聚合）。反覆聚合後，就會變成**高分子胺基酸和高聚合多酚**的狀態。如此一來，**就會出現比剛開始熟成還要高的健康效果**。據說「黑烏龍茶」對健康很有益處，就是因為當中含有「烏龍茶聚合多酚」這種高聚合多酚的緣故。

曾有人進行過研究，要讓葡萄酒沉睡幾年，才會對人類產生最有益的效果？結果是**8～10年**。葡萄酒釀好經過5年左右時，稱為「葡萄酒休眠期」，會來到香氣和味道都像是揮發掉一樣的時期。這就是胺基酸和多酚反覆聚合的時期。從這個階段再經過5年左右，就會產生和釀造最初不一樣的完美香氣和味道，將此稱為「葡萄酒開始適飲期」，是胺基酸和多酚聚合趨於穩定的時期。**葡萄酒的美味時期和健康效果提高時期重疊**，對愛酒之人來說是很高興的一件事吧。

熟成的葡萄酒對健康比較有益

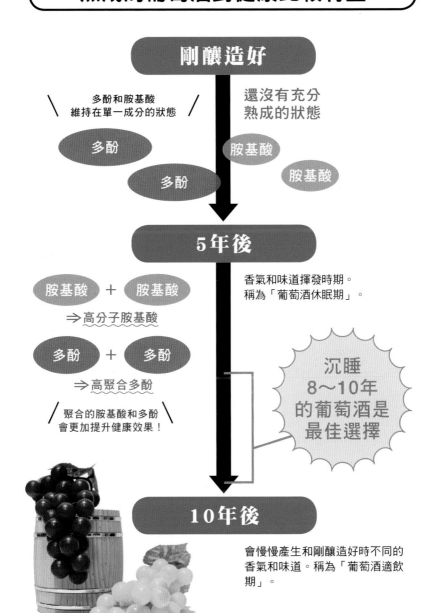

剛釀造好

多酚和胺基酸
維持在單一成分的狀態

多酚　多酚　胺基酸　胺基酸

還沒有充分
熟成的狀態

5年後

香氣和味道揮發時期。
稱為「葡萄酒休眠期」。

胺基酸 ＋ 胺基酸
⇒高分子胺基酸

多酚 ＋ 多酚
⇒高聚合多酚

聚合的胺基酸和多酚
會更加提升健康效果！

沉睡
8～10年
的葡萄酒是
最佳選擇

10年後

會慢慢產生和剛釀造好時不同的香氣和味道。稱為「葡萄酒適飲期」。

酒的健康效果 7

白酒對健康也很有益處！

大家都在呼籲紅酒對身體很有益處，所以一時之間，白酒曾經沒什麼存在感，但是白酒也有抗氧化作用等健康效果。

大家知道紅酒和白酒的差異嗎？「紅酒是由黑（紅）葡萄釀造？白酒是由白葡萄釀造？」確實是有這種傾向，但是也有黑葡萄釀造的白酒。兩者間最大的差異就是「何時進行酒精發酵？」

紅酒是將葡萄果皮和籽輕輕壓碎後直接浸漬放著，同時進行酒精發酵。相對地，白酒是去除葡萄果皮和籽後，再進行酒精發酵。浸漬時是否包含葡萄果皮和籽，會在顏色上產生差異。紅酒的**健康效果，主要是來自葡萄果皮和籽所含的多酚**，所以有浸漬果皮和籽的紅酒，健康效果會比較高。順帶一提，紅酒也是酒精發酵後，再去除葡萄果皮和籽。

白酒有時也很適合和日本料理搭配飲用，是很受日本人歡迎的酒類。說到健康效果的話，**和薄酒萊等新酒相比，酒體飽滿的白酒**可說**更有健康效果**。

紅酒和白酒的差異

差異不在於葡萄的種類，而是釀造方法。

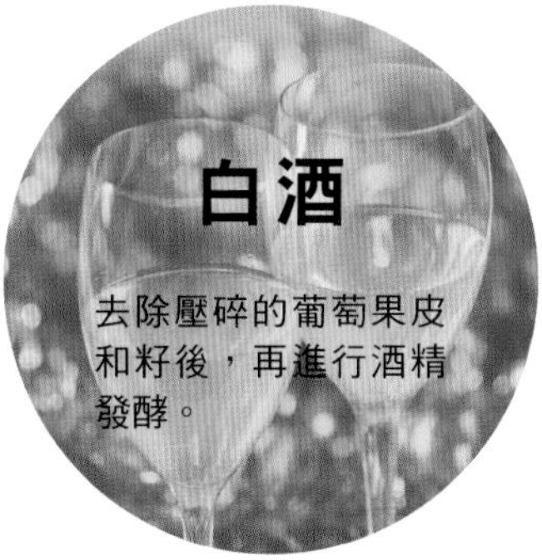
白酒
去除壓碎的葡萄果皮和籽後，再進行酒精發酵。

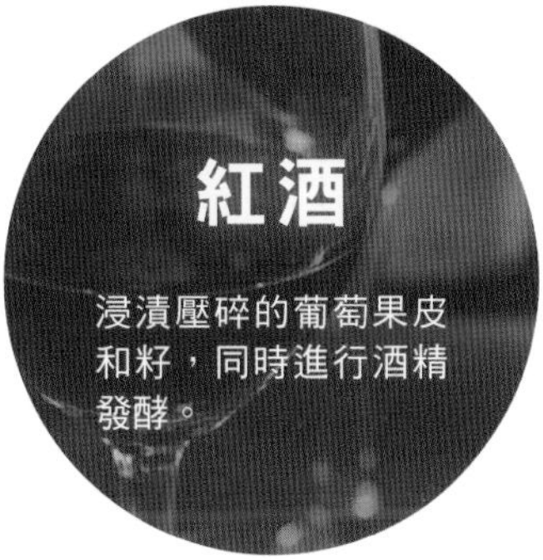
紅酒
浸漬壓碎的葡萄果皮和籽，同時進行酒精發酵。

在顏色上會產生差異

白藜蘆醇的預防老化效果

最近備受關注的「白藜蘆醇」，也是葡萄酒中含有大量成分的一種多酚。據說能消除造成老化的活性氧化物，啟動、活化使免疫細胞正常化的「長壽基因（sirtuin基因）」。紅酒中含有很多白藜蘆醇，但白酒當中也有這個成分。

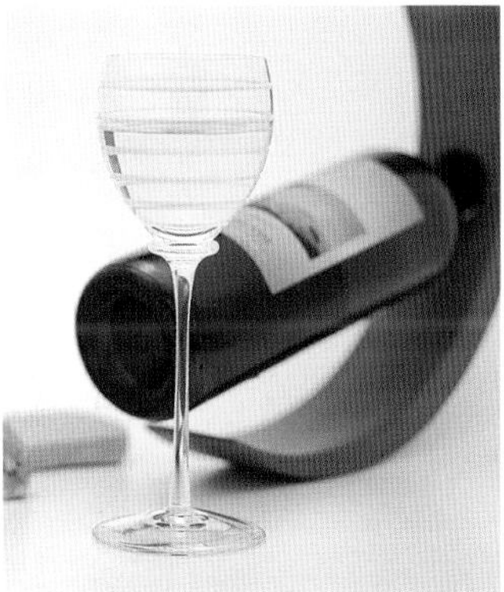

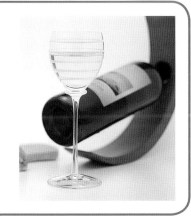

酒的健康效果 8

利用日本酒打造不易罹癌的體質！

排除入侵體內異物的淋巴球之中，有一種細胞稱為「NK（Natural killer，自然殺手）細胞」。NK細胞能分辨癌細胞和正常細胞，只攻擊癌細胞，是非常優秀的細胞。如果NK細胞經過活化，就能打造出不易罹癌的體質。在最近的研究中，已經發現**日本酒所含的麩胺酸能活化NK細胞**。

麩胺酸是日本酒中的美味成分，是一種胺基酸。日本酒含有各種胺基酸，這種胺基酸也稱為「雜味」。一旦去除純米酒的雜味，就具有「純米吟釀」、「純米大吟釀」的資格，價格也會慢慢變貴。但是，**越有雜味，胺基酸就越豐富，所以就更有健康效果**。換句話說，**越便宜的日本酒對身體越好**。如果是為了健康著想而喝酒，就可以選擇「純米酒」或「糙米酒」。

至於飲用方法，為了避免讓腸胃發寒，「溫燗」是最佳選擇。若是熱燗的話，只要不要過熱即可。一邊吃火鍋，一邊小口小口地喝著加熱的酒，就是有益健康的飲用方法。

越有雜味，對健康越有益處

雜味是一種美味成分。沒有去除雜味的日本酒，
比較有健康效果。

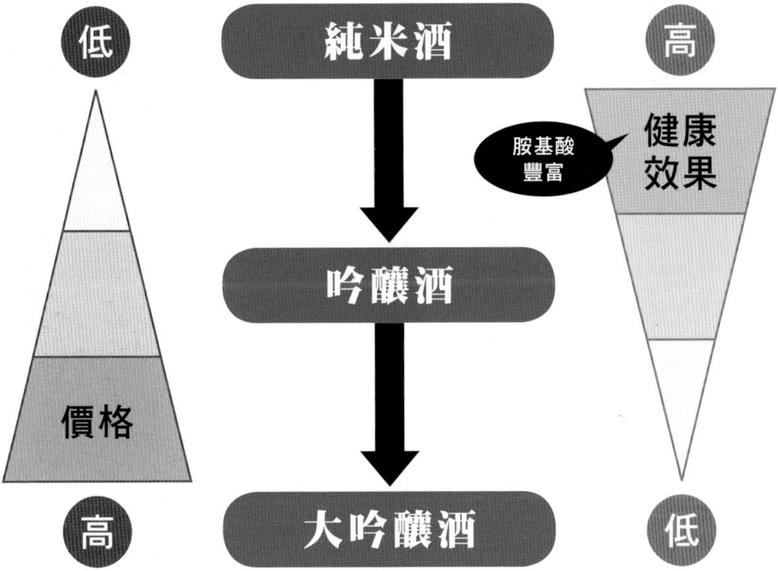

純米酒、吟釀酒、大吟釀酒的差異是什麼？

根據米外圍研磨程度的多寡（精米步合），酒的名稱會有所不同。在日本的酒稅法中，規定吟釀酒是精米步合60%以下，大吟釀酒則是50%以下（純米酒沒有規定）。
只使用米的中心部位釀造的酒，價位比較高，但是健康效果是來自於米的外圍部位，所以便宜的酒健康效果比較高。

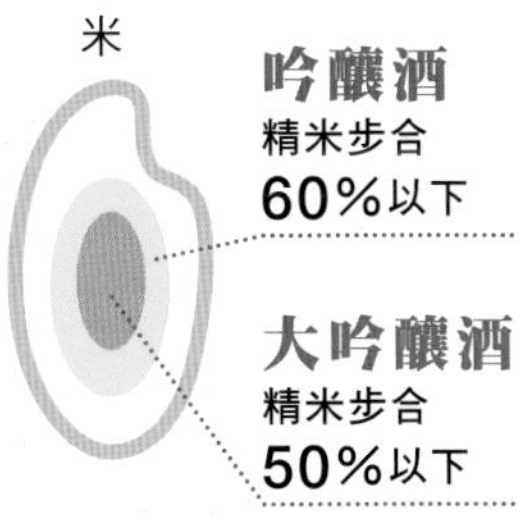

酒的健康效果 9

利用正宗燒酎 使全身血液順暢流通！

因飲食生活混亂或老化變得黏稠的血液，一傷害血管的內皮細胞，就會產生「血塊＝血栓」。血栓會引起腦梗塞或心肌梗塞，是非常危險的東西，但驚人的是，**燒酎具有溶解血栓的效果**。

從血管內皮細胞分泌出來的「尿激酶」這種物質會發揮作用，溶解血栓。治療腦梗塞或心肌梗塞時，會從頸部插入導管，在血液凝固的地方，注入尿激酶溶解血栓。**如果飲用燒酎，這個尿激酶就會進行活化**，所以能得到相似的效果。

雖說是燒酎，但這是指利用單式蒸餾器蒸餾的傳統**正宗燒酎**。就是一般所說的芋燒酎※等「乙類」燒酎。泡盛也屬於乙類燒酎。罐裝Chu-Hi等酒類所使用的「甲類」或「甲乙混合燒酎」，幾乎無法發揮效果，所以要多加注意。

此外，芋燒酎和泡盛這兩種酒類，**即使不喝只是用聞的，也會活化「t-PA（tissue plasminogen activator，組織纖維蛋白溶解酶原活化因子）」這種促進血栓溶解作用的物質**。品嘗酒的香氣，同時適量飲用的話，一定對健康很有益處。

※譯註：以番薯為原料釀造的蒸餾酒。

在意血栓的人，推薦飲用正宗稍酎

飲酒和血栓溶解酵素活性的關係

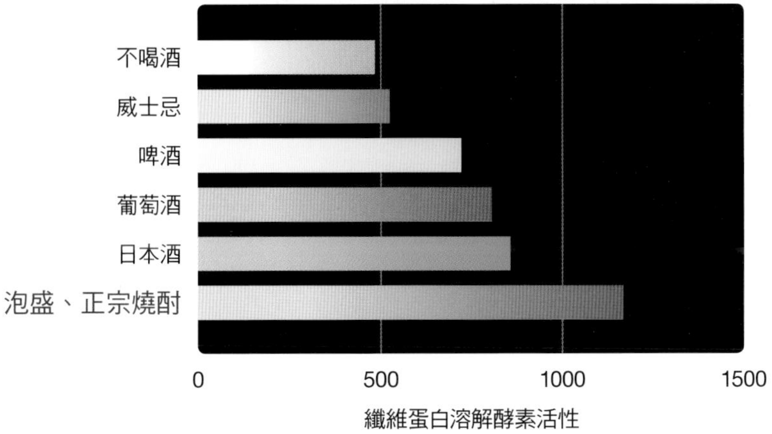

出處：日本酒造組合中央會《正宗燒酎和泡盛　健康科學》（2002）

「纖維蛋白溶解」就是溶解血栓的結構。這種結構進行活化，指的就是產生溶解血栓的作用。

燒酎對溶解血栓有幫助的理由

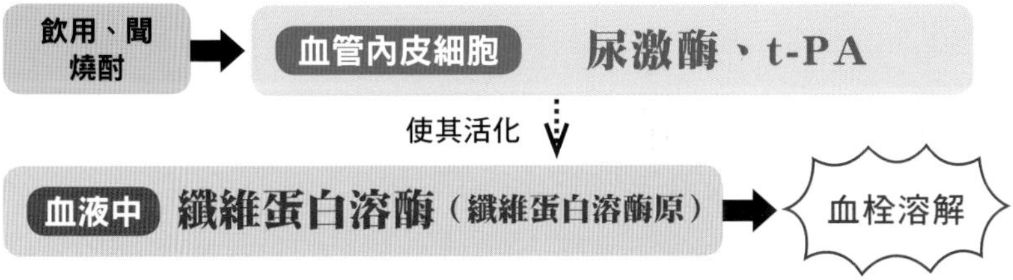

尿激酶和t-PA會活化發揮溶解血栓作用的「纖維蛋白溶酶（前驅物為纖維蛋白溶酶原）」。

結語　～人與酒的往來～

人似乎相當愛喝酒，
據說在以前日本神話時代※，紀元前６０００年左右，
就已經釀造出葡萄酒了。

即使過著無法充分攝取食物的生活，
還是將酒釀造出來。

即便是現在，據說也還有在叢林內陸過著原始生活，
除了進食之外，還會釀造芋頭酒、椰子酒的部落。

就算是葡萄，也不會直接食用，
而是特地將其釀造成酒精。

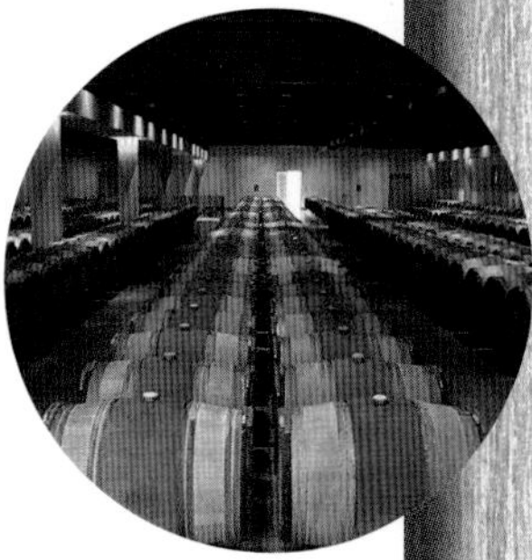

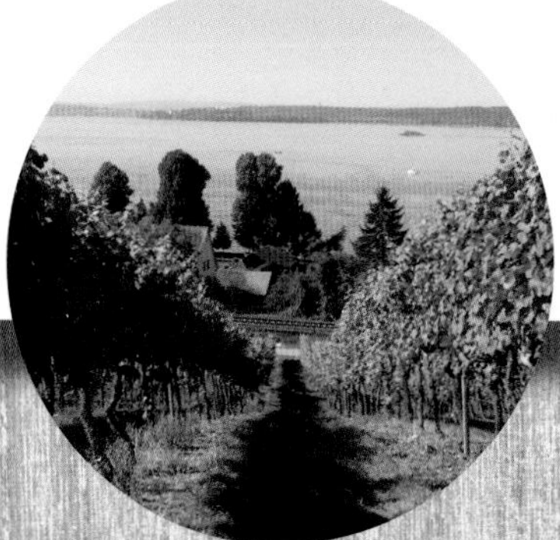

即使減少米飯的攝取，
也還是想要攝取酒精。
對人而言，酒就是那麼必要的東西啊。

所謂的「戒不了酒」，老實說就是沒辦法戒酒。
這是因為酒很美味、因為喝酒很開心。
如果能巧妙地與酒往來，酒也能成為良藥。

喝酒而不要被酒給打敗。
想要與酒適當往來，
到死為止都開心飲酒啊。

秋津醫院院長　秋津壽男

※譯註：日本神武天皇即位之前，由神統治的時代。

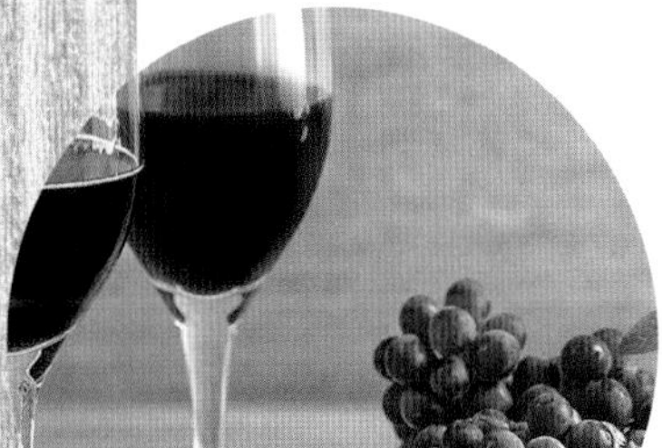

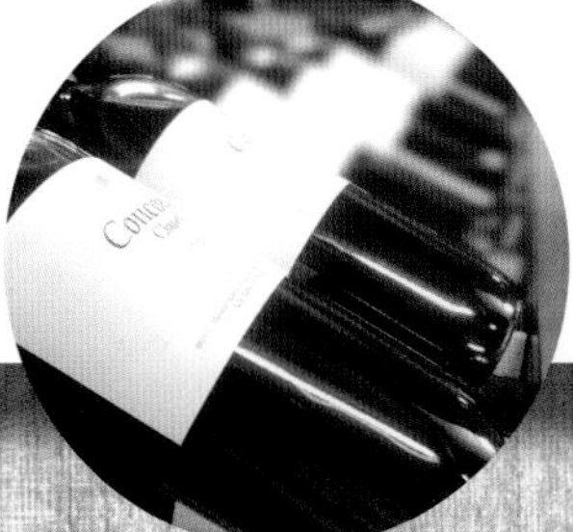

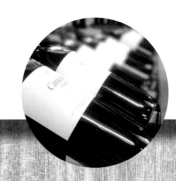

監修

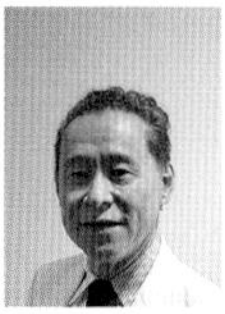

秋津壽男（Akitsu toshio）

1954年出生於日本和歌山縣。於日本大阪大學工學院發酵工程系學習釀酒基礎。畢業成為社會人士之後，又再度接受大學測驗，進入日本和歌山縣立醫科大學醫學院。畢業後，任職於日本和歌山縣立醫科大學循環系統內科，學習心導管、胎兒心音等技術。之後進入日本東京勞災醫院任職，1988年在日本東京都品川區戶越經營秋津醫院。主要著作包含《懂一點醫藥學，健康養生50年：連醫生都想知道的35個長壽秘訣！》、《暫譯：健康活到83歲生日，生日一周後無痛離世的方法》（「德間書店」出版）、《暫譯：頌揚陳酒一在熟成時刻鑽研葡萄酒》（「Vinotheque」出版）等書籍。目前擔任日本東京電視台電視節目《暫譯：發現主治醫師的診療所》的固定來賓。獲得勃艮第、波爾多各個騎士團的騎士勳章。日本侍酒師協會名譽侍酒師。

TITLE

喝酒的科學

STAFF

出版　三悅文化圖書事業有限公司
監修　秋津壽男
譯者　邱顯惠

總編輯　郭湘齡
責任編輯　蕭妤秦
文字編輯　徐承義　張聿雯
美術編輯　許菩真
排版　靜思個人工作室
製版　明宏彩色照相製版有限公司
印刷　桂林彩色印刷股份有限公司

法律顧問　立勤國際法律事務所　黃沛聲律師
戶名　瑞昇文化事業股份有限公司
劃撥帳號　19598343
地址　新北市中和區景平路464巷2弄1-4號
電話　(02)2945-3191
傳真　(02)2945-3190
網址　www.rising-books.com.tw
Mail　deepblue@rising-books.com.tw

初版日期　2020年8月
定價　320元

ORIGINAL JAPANESE EDITION STAFF

デザイン　佐々木恵実（ダグハウス）
イラスト　野田節美
編集　糸井千晶（ダグハウス）

國家圖書館出版品預行編目資料

喝酒的科學 / 秋津壽男監修；邱顯惠譯. -- 初版. -- 新北市：三悅文化圖書, 2020.06
128面；14.8 X 21公分
譯自：酒好き医師が教える 薬になるお酒の飲み方
ISBN 978-986-98687-5-4(平裝)

1.酒 2.健康法

411.81　　109005927